A SELF HELP BOOK
FOR NUTRITION MANAGEMENT
DURING PREGNANCY

一人吃 两人补

孕期营养管理自助书

刘遂谦
主编

北京联合出版公司
Beijing United Publishing Co.,Ltd.

图书在版编目（CIP）数据

一人吃两人补 ： 孕期营养管理自助书 / 刘遂谦主编.
—— 北京 ： 北京联合出版公司，2017.6
ISBN 978-7-5596-0077-6

Ⅰ．①一… Ⅱ．①刘… Ⅲ．①孕妇－营养卫生－基本
知识 Ⅳ．①R153.1

中国版本图书馆CIP数据核字(2017)第072220号

一人吃两人补 ： 孕期营养管理自助书

作　　者：刘遂谦
策　　划：北京凤凰壹力文化发展有限公司
责任编辑：昝亚会　夏应鹏
特约编辑：邓　薇　李　杰　柳　娅　郭　梅
封面设计：门乃婷工作室
版式设计：今亮后声HOPESOUND
pankouyugu@163.com

北京联合出版公司出版
（北京市西城区德外大街83号楼9层　　100088）
北京旭丰源印刷技术有限公司印刷　　新华书店经销
字数150千字　　　710毫米×1000毫米　1/16　　印张12.5
2017年6月第1版　　2017年6月第1次印刷
ISBN 978-7-5596-0077-6
定价：42.80元

前　言

♥ 在我的营养门诊里，孕妈妈很多。前些年，很多是因为孕妈妈体重超标或者患上了妊娠糖尿病、妊娠高血压，被产检医生要求来看营养科的。最近这一两年，情况有了一些变化，虽然看营养科的孕妈中，超重的孕妈，患有妊娠糖尿病、妊娠高血压的孕妈依然是主体，但新增了另一类孕妈，因为孕期增重不理想，营养不良来看营养科的。我一直在私立医院工作，面对的患者在物质上相对而言是比较丰裕的，怎么会出现这种现象呢？我非常惊奇。后来，通过细细问诊，我发现这类孕妈不是没得吃，而是不敢吃。

♥ 近几年，通过同行们坚持不懈的努力，大家对孕期营养有了更多的认识。而且年轻的妈妈们对体形的保持和恢复也有了更多的要求。虽然大多老人觉得孕妇就应该吃双份，但年轻的妈妈们期望的是"长胎不长肉"，并为此拒绝高糖高脂的饮食。这是我们在孕期营养管理上的一个非常大的进步。但有的孕妈矫枉过正，控制过头，甚至出现了营养不良的情况，不得不看营养科。

♥ 母亲的"食"直接关系孩子健康。孕期母亲营养过剩会影响胎儿的生长发育，导致胎儿基因程序性改变，影响孩子出生后，乃至成年、老年期的健康。而孕期母亲营养不足同样会影响孩子一生的健康。国外的DOHaD（健康和疾病的发育起源）组织做了很多出生前、后营养失衡与成年及老年健康问题的关联研究，发现很多成年后出现的代谢性疾病，像高血脂、脂肪肝、糖尿病，包括冠心病甚至一些恶性肿瘤，往往可追溯到母亲孕期的营养摄入。而中国保健协会也提出"零岁保健"的全新理念，呼吁全社会从胎儿期开始做好母婴营养管理，降低成人疾病发生率，为孩子一生的健康打下一个好的基础。

♥ 健康的孩子是家庭的希望，也是我们人类的希望。我一直从事孕产妇和婴幼儿的营养工作，并希望能用我毕生所学帮助更多的妈妈建立科学健康的营养观念，有效实施营养管理，确保饮食均衡合理，在优生优育的同时，为孩子一生的健康奠定坚实基础。所以，在工作之余，我用了大量的时间参与到各种媒体当中，比如为《妈咪宝贝》《父母世界》等母婴杂志写专栏，在搜狐网、辣妈帮等网站担任专家顾问，参与《凤凰视频》《辣妈学院开课啦》等电视节目的录制，来做科学营养观的普及工作。这本书可以说是我为这个目标努力的另一种尝试。

♥ 孕期营养管理应从备孕开始，而且在不同的孕周，营养方向也各有侧重，所以全书的编排从备孕开始，接着是孕早期、孕中期、孕晚期，最后是分娩、坐月子，试图为孕妈提供孕产全过程的营养管理方法和指导。

♥ 在章节的安排上，针对孕期各个阶段营养需要的不同，从推荐营养食谱入手，紧密结合孕期营养学知识，帮助孕妈形成健康的饮食观念，努力使读者做到知其然更知其所以然。为了方便孕妈在保证孕期营养均衡全面的前提之下，兼顾自己的口味喜好，灵活运用食材，自主安排孕期饮食，我还特别归纳汇总了一些具有相同营养价值的食材供孕妈选择。

♥ 本书推荐的孕期营养食谱，源于我的临床营养经验。为了能让孕妈在饮食管理上更精确，也更具有可操作性，我认真挑选了食材，并仔细计算了每道菜的热量、脂肪、蛋白质和碳水化合物等主要营养成分；在制作方法上有家人的帮助，也请教了专业的厨师，在此一并进行感谢。

♥ 我希望这本书不是简单的孕期营养菜谱，也不仅是孕期营养的一个理论介绍，我的愿望是借由此书，能让孕妈拥有一个孕期营养管理的贴身自助手册，在家里自主进行孕期饮食安排和调理。

俗话说"一人吃两人补"，希望我的书能帮助妈妈们做好孕期营养管理，最终生下健康聪明的宝宝，幸福一生！

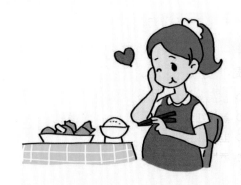

目 录

第5章 孕晚期（28~40 周）营养管理

第6章　助产饮食
让分娩更顺利

第7章　孕期常见不适症状
的饮食调理

第8章 月子饮食，
重"质"胜于重"量"

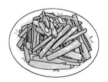

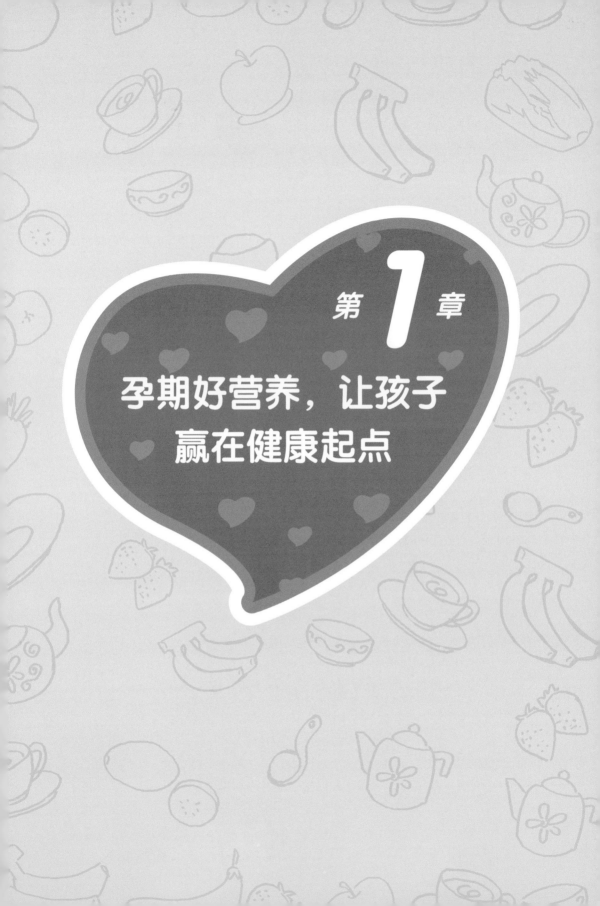

第 **1** 章

孕期好营养，让孩子
赢在健康起点

孕期营养
影响孩子一生健康

胎儿是从妈妈的身体里获取营养的。孕期营养不但关系胎儿发育，还影响他们出生后，乃至成年后的健康。

妈妈是胎儿全部营养的来源

小小受精卵落户妈妈子宫后，就会不断地进行细胞分裂，形成心脏、大脑、四肢、眼睛、耳朵、鼻子等身体器官，直至最后发育成能适应母体外生活的健康婴儿。这个过程需靠妈妈提供的各种营养素，如果缺乏任何一种营养素，都可能对胎儿造成不可挽回的影响。据世界卫生组织统计，新生儿及产妇死亡率较高的地区，母子营养不良比较普遍，而某些婴儿先天性畸形也与母亲孕期营养缺乏有关。由于胎儿的全部营养都源自妈妈的身体，他们自己无法从食物中直接获取营养，所以怀孕后的妈妈是"一人吃两人补"，除了保证自己身体健康所需的营养外，还要为胎儿生长发育提供营养。

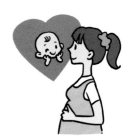

胎儿从妈妈的饮食了解世界

胎儿通过妈妈的饮食来了解外面的世界：资源是丰富还是贫乏？口味是酸还是甜？根据这些获得的信息，胎儿会调整自身新陈代谢和其他生理功能，以便为将要生活的世界做准备。比如，中国北方的孩子出生后更习惯面食，南方的孩子更习惯米饭。有统计发现，1945 年左右出生的荷兰人发生肥胖、糖尿病和心脏病的比例更高。专家推断这与 1944 年荷兰遭到德军围困出现大饥荒有关，因为营养不良的母亲告诉胎儿，他们即将出生在一个食物匮乏的环境中，于是胎儿的代谢和内分泌都相应调整，以保证身体获取足够的热量，但战后的荷兰物质丰富，而这部分人的身体也无法控制地摄入了过多营养，进而增加了健康风险。

成年后的健康与孕期营养相关

目前，DOHaD（健康和疾病发育起源）组织做的最新研究是有关于很多出生前、后营养失衡与成年后的健康问题的联系，分析大量数据后，发现从免疫疾病到骨质疏松、糖尿病、高血压、心脏病等，都可追溯到胎儿时期的营养。母亲孕期营养过剩或营养不足，都会使孩子基因发生程序性改变，导致孩子出生后出现生活习惯病。据此，中国保健协会提出"零岁保健"全新理念，呼吁全社会从胎儿期就开始做好母婴营养管理，降低成人疾病发生率，提高生命质量。

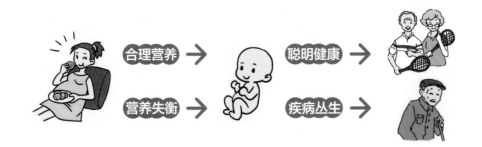

孕期营养会影响孩子智商

脑细胞的数量、质量决定人的智商，脑细胞的数量越多、质量越好，智力水平就越高。我们每个人的脑细胞大部分是出生前在母亲的子宫里就生长形成的。医学研究统计资料表明，妈妈孕期营养好，孩子的脑细胞数量、质量就好，出生后会表现出记忆力好、思维敏捷、反应快；而孕期营养不良对孩子的脑发育有遏制作用。所以苏格兰教授迈克尔·克劳福德说："你为孩子吃了什么，你孩子将会有什么样的大脑！"

2 进补，就是均衡地"混搭"

传统中医认为："五谷为养，五果为助，五畜为益，五菜为充，气味合而服之，以补益精气。"每种食物都有不同的营养特点，健康的孕期饮食方法应该合理搭配食物品种，确保每日营养均衡。

混搭饮食，营养更均衡

目前已经证实人类所需的营养素多达 40 余种，包括蛋白质、脂类、碳水化合物、无机盐（矿物质）和维生素等。这些营养素都要从食物中摄入，但每种天然食物所含的营养素种类和数量是不同的，没有一种食物能够提供我们身体所需的全部营养，除了母乳对 0~6 个月的婴儿外。我们最常吃的米、面等谷类食物，能提供我们身体所需的碳水化合物、部分蛋白质、膳食纤维及 B 族维生素等，但其脂肪、无机盐（矿物质）和维生素 A 等含量少，所以我们还需要补充肉、蛋、蔬菜、水果等才能满足孕期所需的营养。

食物没有好坏之分，不同食物有不一样的营养优势，没有不好的食物，只有搭配不好的膳食。孕期饮食需要荤素、粗细混搭，每天进食品种多样化，才能保证孕期营养均衡全面。下图即可看出不同食物中钙含量的不同：100 克大米含 3 毫克钙，100 克苹果含 4 毫克钙，而 100 克鲜牛奶含 104 毫克钙。

> **Tips 特别提醒**
>
> 孕期要注意主食与副食平衡，食物酸碱度平衡，精粮与杂粮平衡，食物的寒热、温凉平衡，以及进食的状态平衡，等等。孕期营养摄取最好通过食物，如需补充营养品应听从医生建议。

100 克不同食物含钙量（毫克）		
104	**4**	**3**
鲜牛奶	苹果	大米

预防妊娠并发症需营养均衡

孕期营养不良和营养过剩都会危害母婴健康。有数据证明，妈妈孕期营养不良更易出现流产、早产、新生儿死亡等妊娠风险，这与孕期营养不足会影响胎盘正常为胎儿提供能量和排除废物的功能有关。同时，营养不良会导致妈妈贫血，受妈妈影响，婴儿也易患上贫血。新生儿体重也与妈妈营养有关，国外通过对 216 名孕妇的营养状况调查显示，其中营养状况良好者，出生婴儿的平均体重为 3866 克；营养状况较差者，出生婴儿的平均体重为 2643 克。

那么是否营养越好胎儿就会越健康？答案是否定的。孕期营养过剩，一是妈妈体重增加过多，身材走样，患上妊娠期糖尿病、妊娠期高血压等妊娠并发症的风险加大；二是会增加 4 千克以上巨大儿的数量和难产率。据调查，

超过 4 千克的巨大儿，成年后患冠状血管性心脏病、高血压、糖尿病等各种疾病的风险远超 2.5~3.5 千克的新生儿。所以，认为怀孕后就应多吃的观念也是不可取的。

孕期营养—疾病风险图

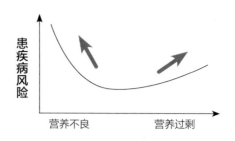

患疾病风险

营养不良　　　　　营养过剩

3 营养管理的好帮手

营养是双刃剑，营养不良和营养过剩都会导致妊娠并发症，而且各种营养素之间也要保持平衡，任何一类过多，都会影响母婴健康。营养管理就是运用科学的方法，来做好营养平衡。

体重监测

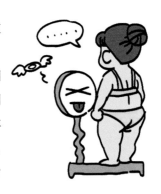

孕期不同对营养素质和量的需求也是有差别的，这是由胎儿生长发育的规律决定的。相比营养不良来说，营养过剩已经成为目前孕期营养的一个主要问题。孕期营养管理的价值就在于避免营养不良或过剩，降低孕期和分娩时的危险系数，让妈妈和胎儿都健健康康的。体重是反映营养状况的重要标志，所以我们通过体重监测，了解体重变化，这是最简单直观又易于在家操作的评价和管理孕期营养的方法。

孕期体重增加多少合理

每天监测体重，并根据体重增长率适当调节食物摄入量，让孕期体重保持合理增长，这是孕期营养管理的重要内容。怎样算合理增长呢？我们可以用孕前体重指数 BMI 来预估。

怀孕前体重指数 BMI 的计算

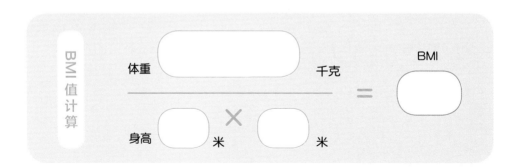

例如：某孕妈妈孕前体重 58 千克，身高 1.62 米，其 BMI=58/(1.62×1.62)=22.1。

不同孕前体重指数 BMI 的体重增加值

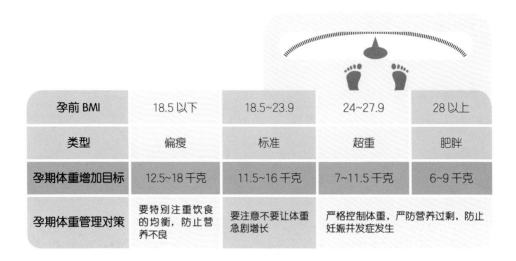

孕前 BMI	18.5 以下	18.5~23.9	24~27.9	28 以上
类型	偏瘦	标准	超重	肥胖
孕期体重增加目标	12.5~18 千克	11.5~16 千克	7~11.5 千克	6~9 千克
孕期体重管理对策	要特别注重饮食的均衡，防止营养不良	要注意不要让体重急剧增长	严格控制体重，严防营养过剩，防止妊娠并发症发生	

上例中的孕妈妈 BMI 是 22.1，孕期体重共增加 11.5~16 千克比较合适。

每天称量体重时要保持相同条件

　　清晨排空大小便，穿同样多的衣服，赤着脚进行体重的测量。这样才能看出每周、每月变化的趋势，如果今天称重没有上厕所，明天又空腹，后天又吃饭，体重就缺少可比性。

体重监测应是每天膳食安排的依据

　　较理想的体重增长速度是孕早期（12周前），共增长 1~2 千克，孕中、晚期（13~40 周）每周增长 0.3~0.5 千克（肥胖者每周增长不超过 0.3 千克），凡每周增长小于 0.3 千克或大于 0.55 千克的孕妈妈，就要调整饮食，减少或增加能量摄入，使每周体重增长保持在 0.5 千克左右。

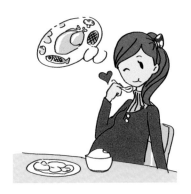

食物交换份饮食控制法——让营养更均衡

　　尽可能将孕期每天的饮食安排得花样丰富、美味可口，避免食物品种过于单调、营养素摄入不足，同时又避免每餐能量摄入过多导致营养过量，这是孕期营养管理的目标。为此，从营养学角度出发，兼顾口味的科学膳食配餐法——食物交换份饮食控制法，在孕期营养管理中常常被运用。食物交换份饮食控制法简称"食物交换份"，最早是用于糖尿病人和需要控制体重的人在家庭营养治疗时使用的方法。它的优点是使用方便，有助于保证食物多样化和膳食平衡，并易于总能量控制；缺点是计算有些粗糙。食物交换份有三个主要特点：

将食物按照来源、性质分为 4 大组 8 小类

由于每一类中都包括了各种不同的食材，这样我们就能在营养不受影响的前提下，方便灵活地进行食物交换，从而既保证了食物品种的丰富多样，又避免了口味的单一。

食物分类表

组别	分类
谷薯组	谷薯类
菜、果组	蔬菜类
	水果类
肉、蛋组	大豆类
	奶制品
	肉蛋类
油脂组	坚果类
	油脂类

用于交换的每份食物都大致含有 90 千卡热量

这是管理每天进食量的基础。配餐时只要孕妈妈每天所需热量确定，就可以大致计算出需要食用多少食物，方便控制进食量，避免营养过剩或不良。例如：经计算某孕妈妈 1 天需要 1700 千卡的热量，那她就需要 19 份食物（1700÷90 ≈ 19）。

营养素等值的同类食物交换表

谷薯组

分类	等值营养素	食物	重量（克）
谷薯类	每份食物提供： 蛋白质 2 克 碳水化合物 20 克 热量 90 千卡	大米、小米、糯米、薏米	25
		高粱米、玉米糁	
		面粉、米粉、混合面	
		荞麦面、各种挂面	
		绿豆、红豆、干豌豆	
		干粉条、干莲子	
		油条、油饼、苏打饼干	
		烧饼、馅饼、馒头	
		咸面包、窝窝头	35
		生面条、魔芋生面条	
		马铃薯	100
		鲜玉米棒	200

菜、果组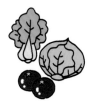

分类	等值营养素	食物	重量（克）
蔬菜类	每份食物提供： 蛋白质 5 克 碳水化合物 17 克 热量 90 千卡	大白菜、油菜、卷心菜、菠菜、韭菜、茴香、茼蒿、芹菜、芥菜、莴笋、油菜薹	500
		黄瓜、苦瓜、丝瓜、蕨菜、苋菜、西葫芦、番茄、冬瓜、苦瓜	
		绿豆芽、鲜香菇、水发海带、芥蓝、龙须菜	
		南瓜、菜花、白萝卜	400
		青椒、茭白、冬笋	
		凉薯、山药、藕、荸荠	250
		胡萝卜	200
		慈姑、百合、芋头	100
		毛豆、豌豆	70
水果类	每份食物提供： 蛋白质 1 克 碳水化合物 21 克 热量 90 千卡	柿子、香蕉、鲜荔枝、葡萄	200
		橘子、橙子、柚子	
		猕猴桃（带皮）	
		梨、桃、苹果（带皮）	
		李子、杏	
		草莓	300
		西瓜	500

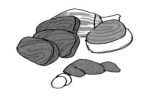

肉、蛋组

分类	等值营养素	食物	重量（克）
大豆类	每份食物提供： 蛋白质9克 碳水化合物4克 脂肪4克 热量90千卡	腐竹	20
		大豆、大豆粉	25
		豆腐丝、豆腐干、油豆腐	50
		豆浆	400
		南豆腐	150
		北豆腐	100
肉蛋类	每份食物提供： 蛋白质9克 脂肪6克 热量90千卡	猪肉、牛肉、羊肉	50
		鸡肉、鸭肉、鹅肉、鸽子肉	
		熟火腿、香肠	20
		半肥瘦猪肉	25
		酱肉、午餐肉、大肉肠	35
		对虾、青虾、鲜贝、母蟹肉	100
		鸡蛋（带壳1大个）	60
		鹌鹑蛋（带壳6个）	
		草鱼、甲鱼、带鱼、比目鱼	80
		大黄鱼、黑鲢鱼、鲫鱼	100
		兔肉、鳝鱼、水发鱿鱼	

分类	等值营养素	食物	重量（克）
奶制品	每份食物提供： 蛋白质 5 克 脂肪 5 克 碳水化合物 6 克 热量 90 千卡	奶粉	20
		脱脂奶粉、乳酪	25
		无糖酸奶	130
		牛奶、羊奶	160

备注：市售袋奶 240 克约产生热量 135 千卡。

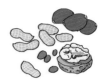

油脂组

分类	等值营养素	食物	重量（克）
坚果类	每份食物提供： 蛋白质 4 克 脂肪 7 克 碳水化合物 2 克 热量 90 千卡	芝麻酱	15
		花生米	
		核桃粉	
		杏仁	
		葵花子（带壳）	25
		南瓜子（带壳）	
		西瓜子（带壳）	40
油脂类	每份食物提供： 脂肪 10 克 热量 90 千卡	花生油、香油	10
		玉米油、菜籽油	
		豆油、红花油（1 汤勺）	
		黄油	
		猪油、牛油、羊油	

每份同类食物所含蛋白质、脂肪、碳水化合物和能量相似

这样同类食物交换时营养不会相差太多，方便配餐时根据口味偏好灵活选择食物，利于营养管理。例如，根据《中国居民膳食营养素参考摄入量》建议，从孕中期开始孕妈妈应每天增加蛋白质15克，那就可以从下面的营养素等值的同类食物交换表中选择食物进行搭配，示例见15克蛋白质搭配表。

15 克蛋白质搭配表

主食

1 份大米（25 克）或 1 份馒头（35 克）

2 克蛋白质

+

蔬菜

0.5 份白菜（250 克）或 0.5 份胡萝卜（100 克）

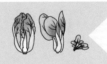

3 克蛋白质

+

水果

1 份苹果（200 克）或 1 份香蕉（200 克）

1 克蛋白质

+

肉

1 份猪肉（50 克）或 1 份牛肉（50 克）

9 克蛋白质

=

15 克蛋白质

运用食物交换份时，应根据孕期营养管理目标不同而有所侧重

　　对大多数体重标准的孕妈妈来说，只要注意食材搭配和食量控制，就能做到营养均衡。因此，运用食物交换份时，就可重点关注不同食物组别中每类食物的热量、蛋白质等营养含量的差别和提供相同营养素的同类食物的重量，如蔬菜、水果组内，同样提供蛋白质5克、碳水化合物17克、热量90千卡的1份食物，大白菜是500克，毛豆只需要70克。

　　但对诊断为妊娠期糖尿病的孕妈妈来说，运用食物交换份管理控制饮食，则要复杂得多。首先要严格计算每天的能量需要，然后根据人体健康的能量适宜百分比（蛋白质提供全部身体所需能量的10%~15%，脂肪提供20%~30%，碳水化合物提供55%~65%）确定营养所需，之后再根据食物交换份换算成每天进食的食物数量，供配餐时选择。这个过程个性化要求高，计算复杂，不少医院都运用专门的软件直接生成营养配餐表供孕妈妈使用，下表即为某医院的一张推荐表。患妊娠期糖尿病的孕妈妈运用食物交换份时，应听从医生的指导。

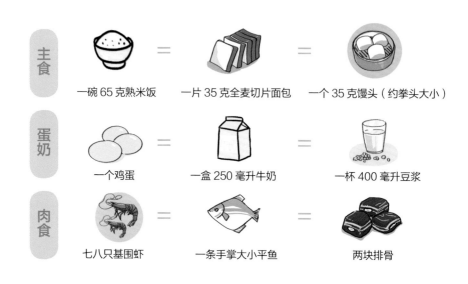

90 千卡的热量有多少?

主食
一碗 65 克熟米饭 ＝ 一片 35 克全麦切片面包 ＝ 一个 35 克馒头（约拳头大小）

蛋奶
一个鸡蛋 ＝ 一盒 250 毫升牛奶 ＝ 一杯 400 毫升豆浆

肉食
七八只基围虾 ＝ 一条手掌大小平鱼 ＝ 两块排骨

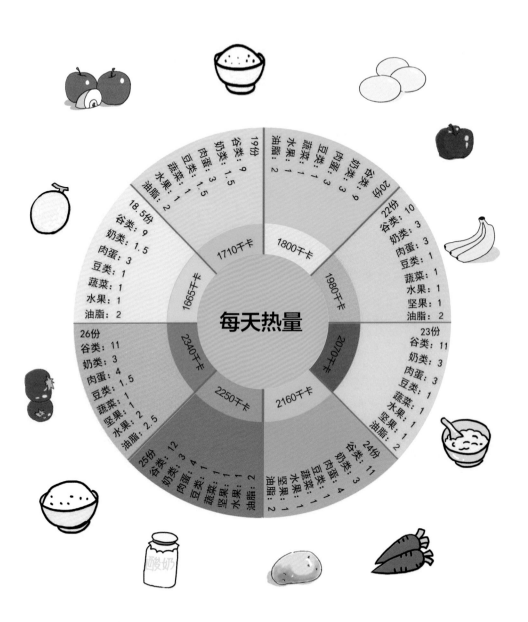

每天热量

- 19份
  - 谷类：9
  - 奶类：1.5
  - 肉蛋：3
  - 豆类：1.5
  - 蔬菜：1
  - 水果：1
  - 油脂：2

- 20份
  - 谷类：9
  - 奶类：3
  - 肉蛋：3
  - 豆类：1
  - 蔬菜：1
  - 水果：1
  - 油脂：2

- 22份
  - 谷类：10
  - 奶类：3
  - 肉蛋：3
  - 豆类：1
  - 蔬菜：1
  - 水果：1
  - 坚果：1
  - 油脂：2

- 23份
  - 谷类：11
  - 奶类：3
  - 肉蛋：3
  - 豆类：1
  - 蔬菜：1
  - 水果：1
  - 坚果：1
  - 油脂：2

- 24份
  - 谷类：11
  - 奶类：3
  - 肉蛋：3
  - 豆类：1
  - 蔬菜：1
  - 水果：1
  - 坚果：1
  - 油脂：2

- 25份
  - 谷类：12
  - 奶类：3
  - 肉蛋：4
  - 豆类：1
  - 蔬菜：1
  - 坚果：1
  - 水果：1
  - 油脂：2

- 26份
  - 谷类：11
  - 奶类：3
  - 肉蛋：4
  - 豆类：1.5
  - 蔬菜：1
  - 坚果：2
  - 水果：1
  - 油脂：2.5

- 18.5份
  - 谷类：9
  - 奶类：1.5
  - 肉蛋：3
  - 豆类：1
  - 蔬菜：1
  - 水果：1
  - 油脂：2

- 1710千卡
- 1800千卡
- 1665千卡
- 1980千卡
- 2070千卡
- 2340千卡
- 2250千卡
- 2160千卡

第 2 章

孕期营养管理
从备孕开始

合理饮食
提升孕力

合理膳食和均衡营养能改善身体功能，增强女性生育能力，提高备孕效果。

卵子质量影响孕力

排卵

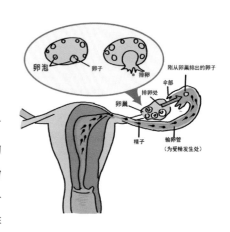

女性身体两侧各有一个卵巢，卵巢里有许多似水状的小泡，称"卵泡"。卵泡中的卵子发育成熟后，由卵泡排出，此过程即为排卵。生育期女性每月发育 3~11 个卵泡，一般只有其中一个优势卵泡可以发育成熟并排出卵子，其余的卵泡均逐渐萎缩、消失。女性一生中会有 400~500 个卵泡发育成熟并排出卵子，仅占总数的 0.1% 左右。

女性排卵一般在两次月经的中间，如果月经的周期是 28 天，那下次月经来潮前 14 天左右就是女性的排卵期。排卵前基础体温会持续下降至整个月经周期最低值，往往比正常体温低 0.1℃~0.2℃；而排卵后体温会立即升高 0.3℃~0.5℃，并保持到月经来潮前。由于整个月经周期的基础体温有如此明显的变化，所以通过测量基础体温我们就能大致确定排卵期。

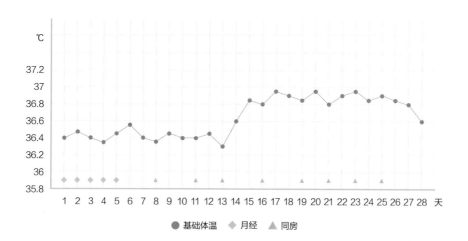

基础体温曲线图

℃

● 基础体温　　◆ 月经　　▲ 同房

Tips 特别提醒

基础体温

指经过充分睡眠，清晨醒来后，体温尚未受到运动、饮食或情绪变化影响，而立即测出的体温。

受孕

卵子的存活时间很短，只有 24 小时。卵子从卵巢排出后，会被吸入输卵管并运送到壶腹部。如果在 24 小时内遇到精子，就可能受精。卵子受精后 1~2 天就会分裂为双细胞；受精后 6~7 天，进入子宫内膜，开始着床；如至第 11~12 天成功着床则妊娠开始，月经停止，受精卵在子宫腔里继续发育为胎儿；9 个月左右瓜熟蒂落，新生命诞生。否则月经会按时来潮，卵巢中又有新的卵泡发育，再次开始新的月经周期。整个过程中任何影响卵子质量的因素都可能阻碍受精卵成功着床并危害胎儿健康。

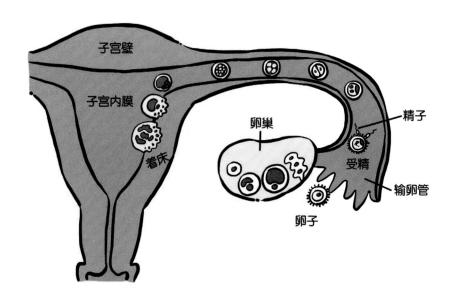

子宫壁

子宫内膜

着床

卵巢

精子

受精

卵子

输卵管

孩子智力受妈妈的影响更大

澳大利亚科学家的研究结果表明，母亲的X染色体基因决定着孩子大脑皮质的发育程度，而父亲的基因对孩子的情感和性格的影响力更大一些。还有数据显示，父亲智力低下而母亲智力正常，子女出现智力低下的概率小于10%；如果母亲智力低下，父亲智力正常，则下一代出现智力低下的概率大于10%。由此可知，备孕时妈妈们调整自己的身体状态有多么重要。身体的健康离不开食物滋养，备孕时重视下面这些营养要点，能帮助妈妈们孕育健康聪明的宝宝。

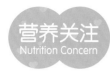

营养关注
Nutrition Concern → 影响卵子质量的食物

经期饮食原则

月经的产生是由于子宫内膜的变化和脱落，月经的表现能反映卵巢、子宫及内分泌系统的功能情况，能直接影响排卵，乃至能否顺利怀孕。因此月经期除了避免过分劳累，保持心情愉快外，在饮食方面应注意以下几点：

经期前后忌食寒凉食品

月经前后要少吃螃蟹、田螺、河蚌、西瓜等寒凉性食物，以免引起气滞血瘀，可多吃核桃、大枣、桂圆等益气养血食品。

经期饮食宜清淡

不宜吃辛辣等刺激性强的食物，以免刺激血管扩张，导致痛经、经血过多。

多吃含铁丰富的食物

经期由于铁丢失较多，多吃鱼、瘦肉、动物肝、动物血等富含铁的食物，可补充损失的铁。

多吃富含 ω-3 脂肪酸的鱼类

研究者发现，经常食用 ω-3 脂肪酸水平较高的食物，抑郁症的发生率相对较低。因此，经期多吃三文鱼、沙丁鱼等富含 ω-3 脂肪酸的鱼类，可改善、缓解女性的经期情绪抑郁。

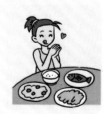

能提高卵子质量的食物

生命是从卵子受精开始的，卵子质量的高低关系到能否孕育出一个健康聪明的孩子。多吃下面这些改善卵子质量的食物可增强孕力。

黑豆

有补充雌激素、促卵泡发育、改善黄体功能的功效。

豆腐

富含优质蛋白质和钙，而且能调节内分泌功能。

豆芽

含多种维生素，能清除致畸物质，促进性激素生成。最好用热水焯一下，根据口味拌着吃。

坚果

花生、芝麻、核桃、松子、夏威夷果等含丰富的不饱和脂肪酸、维生素 E 和锌、钙等无机盐（矿物质）。涩涩的果仁外皮含有能抗氧化的植物化学成分，所以核桃、花生最好是带皮吃。芝麻多油，最好不要单吃，可配合面包等碳水化合物一起吃。

红糖姜汤

红糖可以补血，姜可以降低体内寒气，经常喝可以暖宫。

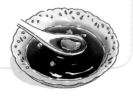

海藻类食物

海带、紫菜等含有帮助排除放射性物质的胶质，可清除体内由于辐射而产生的毒素。

备孕时要避开的饮食

过多的糖　人体代谢糖时，会消耗大量的钙，还会导致肥胖，影响怀孕。

味精　成分是谷氨酸钠，进食过多可影响锌的吸收，锌对胎儿的生长发育非常重要。

腌制食品　内含亚硝酸盐，易生成有致癌作用的亚硝酸胺，影响受孕。

烟、酒精　烟会干扰、破坏卵巢功能，影响卵子质量，甚至造成卵子畸形；而酒精中的乙醇成分可导致女性卵子变异、月经不调。

不熟的烤牛羊肉　可能含有弓形虫病毒，会导致受精卵畸形。

反季瓜果蔬菜　可能有较高的农药残留，干扰身体的雌激素分泌。

罐头食品　生产过程中会加入合成色素、香精、防腐剂等添加剂，经常食用不利于卵子健康。

提升卵子活力的食谱 ♥

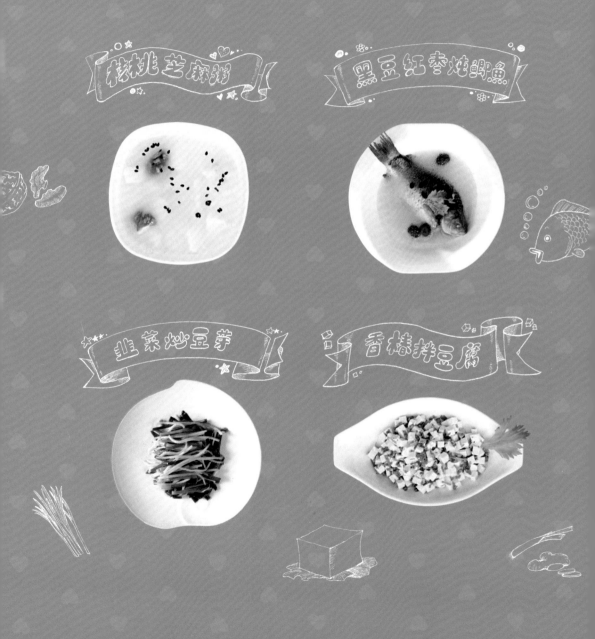

核桃芝麻粥

黑豆红枣炖鲫鱼

韭菜炒豆芽

香椿拌豆腐

核桃芝麻粥

热量 297 千卡　　脂肪 17 克　　蛋白质 8 克　　碳水化合物 28 克

材料 核桃粉 25 克，山药粉 25 克，芝麻粉 10 克。

配料 新鲜核桃仁、黑芝麻、冰糖各适量。

做法 ①核桃粉、芝麻粉、山药粉加温开水搅拌均匀。②倒入锅中，炖煮 5 分钟，加入冰糖煮至溶化。③加入洗净的核桃仁，搅拌均匀后撒上黑芝麻即可食用。

功效 含有丰富的钙、蛋白质、脂肪和维生素等营养成分，有很好的补血、补肾作用，可防止和延缓卵细胞老化，确保卵子质量。

小叮咛 如没有新鲜核桃仁或黑芝麻，也可不加或用其他坚果来代替，如花生等。

黑豆红枣炖鲫鱼

热量 716 千卡　　脂肪 28 克　　蛋白质 62 克　　碳水化合物 54 克

材料 鲫鱼 450 克，黑豆 50 克，红枣 50 克。

配料 姜末、蒜末、植物油、盐各适量。

做法 ①黑豆和红枣洗净，浸泡 3 个小时后放入砂锅中煮熟待用。②鲫鱼收拾干净，沥干水分；另起锅，倒入油，煎到两面金黄。③向锅中加入清水，放入姜末、蒜末，用大火烧开。④见汤变奶白色之后，放入煮熟的黑豆和红枣，继续熬20~30 分钟，最后加盐调味即可。

功效 补气血、健脾胃、和中润燥，有促卵泡发育、改善黄体功能等效果。

小叮咛 煎鱼前用生姜在锅里擦一遍，可有效防止粘锅，鱼皮更易保持完整。

韭菜炒豆芽

热量 206 千卡　　脂肪 11 克　　蛋白质 11 克　　碳水化合物 16 克

材料 绿豆芽 400 克，韭菜 100 克。

配料 植物油、盐、葱、姜各适量。

做法 ①绿豆芽洗净，捞出控水。②韭菜洗净，切成 3 厘米长的段；葱、姜切成丝。③炒锅放油，烧热后用葱姜丝炝锅，随即倒入绿豆芽翻炒几下，再倒入韭菜段，放入盐，翻炒几下即可。

功效 富含膳食纤维、胡萝卜素、维生素 C 等营养物质，能促进性激素生成，增加卵子的"孕力"。

小叮咛 韭菜含丰富的纤维素，能增加肠蠕动，还有改善便秘的作用。

香椿拌豆腐

热量 569 千卡　　脂肪 33 克　　蛋白质 39 克　　碳水化合物 29 克

材料 豆腐 400 克，香椿 150 克。

配料 香油、盐各少许。

做法 ①香椿择洗干净，入沸水锅中焯一下，去掉涩味，捞出沥水，切成段。②豆腐入沸水锅焯烫，捞出切小块。③香椿、豆腐都放进盘里，加盐拌匀，淋上香油即可。

功效 富含蛋白质、碳水化合物、维生素 D 等多种营养成分，而且香椿中富含维生素 E 和性激素物质，具有抗衰老和助孕作用。

小叮咛 香椿营养丰富，但其硝酸盐和亚硝酸盐含量高于一般蔬菜，如要安全食用，应选择新鲜的香椿芽。香椿芽越嫩，其中硝酸盐含量越少，而且食用前在沸水中焯烫香椿 1 分钟左右，可以除去 2/3 以上的硝酸盐和亚硝酸盐。

增加精子活力

只有充满活力的精子才可能长途跋涉，穿过子宫颈、子宫腔，直达输卵管与卵子结合。

精子的活力是受孕的关键

健康的孩子是父母共同孕育的，女性卵巢排出正常的卵子，经输卵管伞端抓起，进入输卵管，在管内等待精子；男性精子进入阴道后，靠尾巴的摆动，以每分钟 2~3 毫米的速度游动，经过漫长的"旅程"——阴道、宫颈、宫腔，到达输卵管，和卵子"会合"。这个过程绝非易事，如果精子原地打转或体力不济中途泄气，都无法在排卵后 24 小时内游到输卵管与卵子相遇结合，怀孕也就无从谈起。所以精子活力与受孕密切相关，只有具有前进运动力的精子才具有正常的生存能力和受精能力，而近一半男性不孕不育的原因与精子活动力低有关。

生活方式对精子的活力影响很大，为了提高受孕概率，备孕期间的男性应调整生活方式。首先，要和女性一起调整作息时间，保持自然健康的生活规律，早睡早起，避免熬夜，因为熬夜会加剧疲劳，影响精液质量。其次，要积极锻炼身体，科学的运动能增强人体的免疫功能，促进新陈代谢，还能放松疲惫和焦虑的心情，那些没有运动习惯的男性

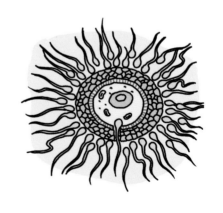

不妨从最容易的散步开始。

据资料报道，每天吸烟30支以上的男性，其畸形精子的比例超过20%，精子的存活率只有49%。除此之外，酒对男性的生殖系统也有一定的毒害作用，它会使精子不正常，甚至影响精子的遗传基因，对胎儿产生不良影响。所以希望准备当爸爸的男性要远离烟酒。

男性的染色体与女性相比较为脆弱，男性生殖细胞对电磁辐射更为敏感，即使少量的辐射也可使精子数量、质量降低，所以备孕时男性要注意远离电磁辐射。手机在现代人生活中的重要性越来越大，但手机在使用过程中也会产生辐射，所以备孕时男性不要长时间用手机玩游戏、聊天、看视频，睡觉时应关闭手机或将手机放在远离身体的地方。而且直接把手机塞在裤子口袋内的习惯也不可取，因为裤子的口袋就在睾丸旁边，辐射会直接危害到精子。

睾丸适宜的温度需要比体温低几度，温度过高会影响睾丸生成精子的功能，为了孕育健康宝宝，备孕男性应穿宽松裤子和宽松短裤，不去桑拿房。

另外，备孕时不仅女性用药要小心，男性一样不能随意用药，因为有的药物不仅会通过血液进入睾丸，影响精卵健康结合，还会直接扰乱精子的遗传物质成分，导致染色体异常和精子畸形。

爸爸决定孩子的性别

人的染色体数目现已确定为46条，共23对。其中22对是"常染色体"，男女都一样；另外一对为决定性别的染色体，称为性染色体，男女两性是不同的，男性为XY，女性为XX。精子和卵子结合时各带23条染色体，受精卵共46条染色体。如果这时性染色体为XY型，宝宝就是男孩；如果是XX型，则是女孩。因此，宝宝是男是女由爸爸而不是妈妈决定。

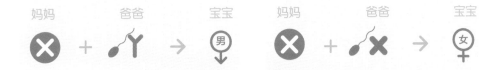

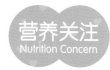

→ 影响精子质量的食物

提升精子质量的营养素

● 番茄红素

对预防精子尾部缺损等精子畸形有着强有力的作用，常见于番茄中，红葡萄柚、西瓜中含量也很丰富。

● 硒

硒是精子线粒体外膜硒蛋白的成分之一。据研究，精液中硒浓度为 0.50~0.80 微摩尔／升时，精子受孕率最高；精液中硒浓度低于 0.46 微摩尔／升，即可引起男性不育。男性补充硒元素可以提高其精子活性，增加妻子受孕的概率。鸡蛋、谷物、龙虾、芝麻、麦芽等都富含硒。

● 锌

锌直接参与精子的形成、成熟、激活和获能过程，精浆中高锌是维持精子活动能力的重要因素之一。植物中含锌较多的食品有坚果、小米、萝卜、大白菜等。动物中以牡蛎最为丰富。此外，动物肝脏含锌也较多。

● 维生素 A 和 β−胡萝卜素

维生素 A 能维持精子产生。补充维生素 A 或 β−胡萝卜素，精子浓度将上升，异常精子比例下降，同时，精子抗冻性提高。反之，供给不足，则会引起精子大量死亡。胡萝卜含有丰富的 β−胡萝卜素，可以部分转化为维生素 A。动物肝脏中维生素 A 的含量也较丰富。

备孕期间男性应少吃和不吃的食品

芹菜

芹菜有抑制精子睾丸酮生成的作用，男性长期大量食用芹菜，会使精子数量下降。不过停止食用芹菜，则又能恢复正常。

大豆制品

大豆制品中蛋白质含量丰富，不含胆固醇，且含有的大豆异黄酮是一种植物雌性激素，对女性非常有利。但据英国贝尔法斯特皇家维多利亚医院近期一项研究发现，如果青春发育期男性经常大量食用豆制品，摄入过量的植物雌激素，会使第二性征的发育受到影响，还会引起精子质量下降。因此备孕期间男性食用豆制品不宜过量。

烟、酒

吸烟者中的正常精子数会减少 10%，且精子畸变率有所增加。吸烟时间越长，畸形精子越多，精子活力越低。酒精会抑制睾丸酮的分泌，并杀死生殖细胞，还会使睾丸的生精功能发生障碍，造成精子不液化、精子活力低、精子畸形率增加等，是最常见的精子杀手。除此之外，烟、酒都会影响阴茎正常勃起。

烧烤和油炸食品

烧烤和油炸食品不但卫生与安全性差，还含有大量的脂肪和致癌物质丙烯酰胺，经常食用可引起少精、弱精。

奶茶

含有能减少男性激素分泌的氢化植物油，会降低精子的活力，抑制精子的正常代谢。

增加精子活力的食谱

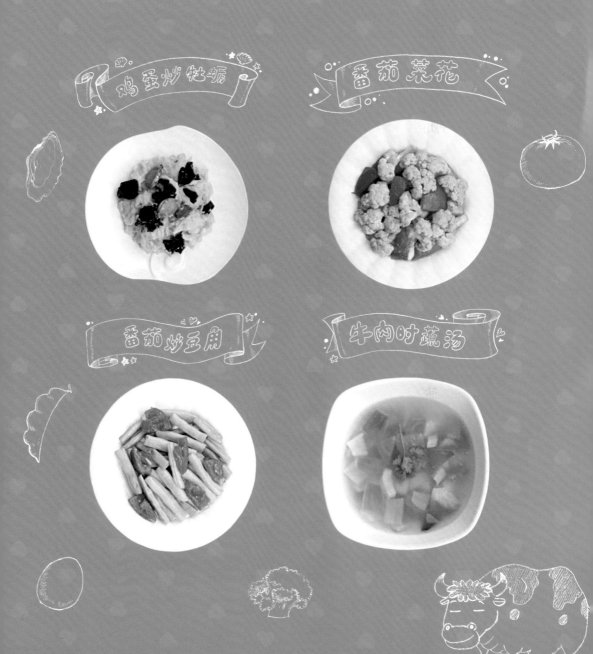

鸡蛋炒牡蛎

番茄菜花

番茄炒豆角

牛肉时蔬汤

鸡蛋炒牡蛎

热量 505 千卡　　脂肪 29 克　　蛋白质 30 克　　碳水化合物 31 克

材料 牡蛎肉 200 克，鸡蛋 3 个，黑木耳 20 克。

配料 葱、植物油、盐各适量。

做法 ①牡蛎肉以盐水洗净，捞起放入碗中；葱洗净，切成末；黑木耳泡发，洗净，去蒂。②鸡蛋打入碗中，搅散，加适量葱末搅拌均匀。③锅加热，倒入油，放入黑木耳、牡蛎肉，倒入鸡蛋液，加上盐调味，炒至牡蛎肉蓬松即可。

功效 富含锌、蛋白质等，可补五脏、益气养血，有益于改善男性内分泌功能，能提高精子质量和数量。

小叮咛 牡蛎煮的时间稍长，牡蛎肉就会难咀嚼，所以煮牡蛎时间不应超过 5 分钟，看到牡蛎肉边缘开始出现皱褶时就要立即捞出。

番茄菜花

热量 212 千卡　　脂肪 16 克　　蛋白质 6 克　　碳水化合物 11 克

材料 番茄 100 克，菜花 150 克。

配料 植物油、盐各适量。

做法 ①番茄洗净、切块。②菜花洗净，掰成小朵。③炒锅入油烧至六成热，倒入菜花块，加入盐炒至七八成熟，加番茄炒熟，盛盘即可。

功效 营养丰富，含有蛋白质、碳水化合物、脂肪、无机盐（矿物质）、维生素等多种营养成分，还能清除身体毒素，增加精子活力。

小叮咛 菜花中含有的植物碱，能溶解沉淀细胞内的毒素，可以保护男性免受前列腺癌袭击。

番茄炒豆角

热量 147 千卡　　　脂肪 11 克　　　蛋白质 3 克　　　碳水化合物 9 克

材料 番茄 50 克，豆角 100 克。

配料 植物油、肉汤、盐各少许。

做法 ①番茄去蒂洗净，切块；豆角择洗干净，去筋络，切小段。②炒锅入油烧热，下豆角段煸炒至八成熟，下番茄块，加肉汤、盐翻炒入味即可。

功效 可健胃消食、生津止渴、清热去火，有助于改善精子正常的生存能力和受精能力。

小叮咛 番茄红素遇光、热和氧气容易分解，失去保健作用，因此，烹调时应避免长时间高温加热。

牛肉时蔬汤

热量 565 千卡　　　脂肪 5 克　　　蛋白质 94 克　　　碳水化合物 36 克

材料 牛肉 400 克，胡萝卜、马铃薯各 100 克，西蓝花 50 克，洋葱少许。

配料 高汤、盐、料酒、姜汁各适量。

做法 ①牛肉切块，马铃薯洗净切滚刀块，西蓝花切小朵，胡萝卜去皮切块。②汤锅中加适量高汤，放牛肉煮开，然后加胡萝卜、马铃薯煮烂，再放入西蓝花、洋葱、盐、料酒和姜汁，大火煮沸，转小火慢炖至熟即可。

功效 富含蛋白质、维生素等营养物质，可补中益气、滋养脾胃、强健筋骨，有利于增加精子数量，促进生殖功能。

小叮咛 煮牛肉时，锅内同时放入少量用布袋装好的茶叶，不仅能使牛肉很快煮烂，而且肉味更鲜美。另外，煮汤时要使用温水，不要用冷水，温水可使肉表面蛋白质迅速凝固，肉味能保持鲜美。

食补叶酸

孕期缺乏叶酸会引起胎儿神经管畸形。所以备孕女性应从怀孕3个月前就开始补充叶酸。

叶酸参与新陈代谢的全过程，孕期不可或缺

叶酸是一种水溶性 B 族维生素，在细胞的分裂生长及核酸、蛋白质的合成中起着重要的作用。叶酸具有抗贫血功能，人体如果缺乏叶酸可引起巨幼细胞贫血以及白细胞减少症。不但成人需要叶酸，胎儿更需要。有实验证明，叶酸是传导神经冲动的重要化学物质，是胎儿脑发育中的"支柱"，在胎儿智力发育中具有重要的作用。而且美国研究人员调查发现，女性如果在怀孕初期就开始补充叶酸，可降低胎儿出现唇裂的概率。所以，摄取足够的叶酸，不但是胎儿正常生长发育的需要，还有助于减轻妊娠反应、避免孕期贫血，并有利于降低发生妊娠期高脂血症的风险。

Tips 特别提醒

妊娠前 4 周是胎儿神经管分化和形成的关键时期，如果缺乏叶酸会增加胎儿发生神经管畸形和早产的风险。我国神经管畸形发病率平均为 2.74‰，每年有 8 万~10 万神经管畸形儿出生，其中北方高于南方（北方约为 7‰，南方约为 1.5‰），农村高于城市。据美国疾病控制与预防中心的研究，如果每天摄取足够的叶酸，就能把胎儿出现神经管缺陷的风险降低 50%~70%。

叶酸补充从怀孕前 3 个月开始

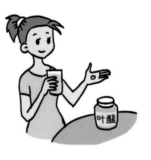

　　大多数女性往往要怀孕 4~5 周后才能确认自己怀孕，但服用叶酸一般要 4 周之后才会对身体有明显效果，因此应从孕前 3 个月开始补充，才能预防叶酸缺乏，确保母体以较好的身体状态孕育胎儿。

　　叶酸补充剂相比食物中的叶酸能更好地被机体吸收、利用，因此根据国内叶酸的普遍含量统计，中国营养学会推荐孕前 3 个月开始，每日补充叶酸 400 微克，并持续至整个孕期。而且为了维持体内叶酸营养水平，以适宜胎儿健康发育，孕前 3 个月开始就应适度摄入富含叶酸的食物。

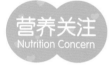　→　# 补充叶酸，
应从最天然的食物开始

富含叶酸的食物

　　人体内叶酸的总含量为 5~6 毫克，但人体不能自己合成叶酸，只能从食物中摄取。所以，从备孕开始至整个孕期，女性不妨让下面这些富含叶酸的食物多多出现在餐桌上。

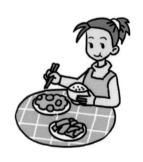

蔬菜类

西蓝花、莴苣、菠菜、辣椒、番茄、胡萝卜、芦笋、花椰菜、油菜、小白菜、扁豆、豆荚、蘑菇等。

水果类

橘子、草莓、樱桃、香蕉、柠檬、桃子、李子、杏、杨梅、海棠、酸枣、山楂、石榴、葡萄、猕猴桃、梨、胡桃等。

动物类

猪肝、鸡肉、牛肉、羊肉等。

豆类、坚果类

黄豆、豆制品、核桃、腰果、栗子、杏仁、松子等。

谷物类

大麦、燕麦、米糠、小麦胚芽、糙米等。

叶酸并非补得越多越好

孕期前后虽然不可缺少叶酸，但若过量摄入叶酸，会干扰体内锌代谢，导致某些进行性的、未知的神经损害，所以最好在医生指导下服用叶酸补充剂。大量的临床研究显示，孕期叶酸的日摄入量上限为 1000 微克。

食补叶酸的讲究

叶酸遇热、遇光，以及在酸性条件下不稳定，贮藏 2~3 天后蔬菜中的叶酸会损失 50%~70%；煲汤会使食物中的叶酸损失 50%~95%；盐水浸泡蔬菜，也会减少叶酸含量。所以绿色的蔬菜不宜烹煮过烂，买回来的新鲜蔬菜不宜久放，烹饪时应先洗后切、现吃现做、急火快炒。

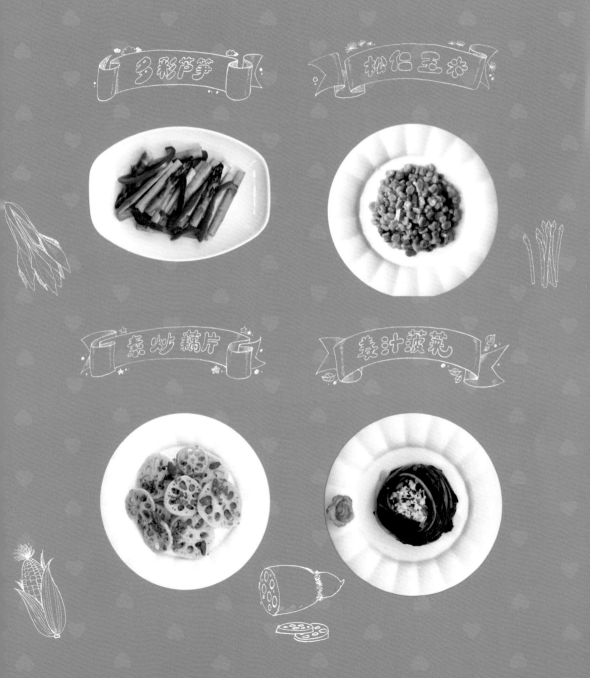

富含叶酸的食谱

多彩芦笋

松仁玉米

素炒藕片

姜汁菠菜

多彩芦笋

热量 77 千克　　　脂肪 0.5 克　　　蛋白质 2.1 克　　　碳水化合物 16 克

材料 芦笋 300 克，熟火腿、红柿子椒各适量。

配料 植物油、葱末、姜末、盐各少许。

做法 ①芦笋洗净，削去根部；熟火腿切丝；红椒去蒂、去子，洗净切丝。②炒锅加水烧开，加入少许植物油、盐，放入芦笋焯一下，沥水后切段。③炒锅倒油烧至五成热，下葱末、姜末爆香，随后放芦笋段、火腿丝、红椒丝翻炒，最后加盐调味炒匀即可。

功效 富含叶酸、无机盐（矿物质），可增强食欲、帮助消化。

小叮咛 芦笋又称龙须菜，营养价值很高，含有多种蛋白质、维生素和无机盐（矿物质），且含量均优于一般水果和蔬菜。芦笋叶酸含量较多，经常食用芦笋有助于胎儿大脑发育。

松仁玉米

热量 1128 千卡　　　脂肪 84 克　　　蛋白质 23 克　　　碳水化合物 70 克

材料 嫩玉米棒 2 个，剥壳松仁 100 克。

配料 白糖、盐、植物油、葱花、水淀粉、香油各少许。

做法 ①把玉米棒上的玉米粒削落。②锅中倒水烧开，放入玉米粒煮熟沥出。③炒锅放油烧至六成热，放葱花煸香，倒玉米粒和松仁，加盐、糖和少许煮玉米的水翻炒片刻，用水淀粉勾芡，淋香油出锅即可。

功效 富含叶酸、钙、铁、磷、钾等，具有强壮筋骨、消除疲劳、润肠通便、养胎安胎的作用，对产后瘦身美容也很有帮助。

小叮咛 松仁中磷和锰的含量丰富，对大脑和神经有补益作用，可提前用小火炸一下，注意稍变色就好，以免焦煳。起锅时再加入，可保持口感酥脆。

素炒藕片

热量 202 千卡　　脂肪 5.5 克　　蛋白质 2.2 克　　碳水化合物 36 克

材料　鲜藕 250 克。

配料　植物油、葱花、姜末、蒜末、盐、醋各少许。

做法　①藕去皮洗净，切成薄片备用。②炒锅放适量植物油烧热后，投入葱花、姜末、蒜末煸出香味，再放入藕片煸炒，加入醋、盐，翻炒几下，起锅即可。

功效　含有丰富的叶酸、钙、磷、铁及多种维生素，可清热润肺、健脾开胃、补益气血、增强人体免疫力。

小叮咛　挑选藕时，藕节短、藕身粗的为好，其中从藕尖数起第二节藕最好。

姜汁菠菜

热量 1128 千卡　　脂肪 84 克　　蛋白质 23 克　　碳水化合物 70 克

材料　嫩菠菜 500 克，生姜 25 克。

配料　盐、酱油、醋、香油各适量。

做法　①菠菜去根洗净，放入沸水烫熟，捞出沥水，淋上香油拌匀，放入盘中。②生姜去皮，切成细末放入碗中，加盐、酱油、醋调成姜汁。③菠菜、姜汁分盘上桌，吃时夹菠菜蘸姜汁。

功效　菠菜不但富含叶酸，还含有丰富的胡萝卜素、钙、磷、铁等有益成分，能促进人体新陈代谢，增强抗病能力。

小叮咛　菠菜富含草酸，草酸根离子在肠道内与钙结合后易形成草酸钙沉淀，不仅阻碍人体对钙的吸收，而且还容易形成结石，因此菠菜不宜与牛奶、豆腐等钙质含量高的食物同食，也不宜与钙片同吃。

提前储备铁营养

铁元素是血液的重要营养组成，影响着血液功能发挥，所以成功受孕和顺利度过孕期都需要孕前期储备良好的铁营养。

铁是造血的重要原料

铁是造血原料之一，是血红蛋白、肌红蛋白、细胞色素酶类以及多种氧化酶的组成成分，与血液中氧的运输和细胞内生物氧化过程有着密切的关系。缺铁容易引起孕期流产、早产，导致孕期贫血，乃至影响新生儿智力发育。而怀孕期间铁的消耗量会较孕前增加，因为孕妈妈除了自身需要外，胎儿也要从母亲的血中吸收铁质。同时，孕晚期还需为分娩失血及哺乳准备铁质。因此，备孕期间女性增加铁质的摄入，提前储备铁营养以供孕期利用是非常必要的。

孕期缺铁性贫血

缺铁性贫血是孕期最常见的贫血类型，占孕期贫血的95%。怀孕后，孕妈妈新陈代谢加快，子宫中胎儿的发育和孕期血容量的增加，都会提高对铁的需求。整个孕期约需铁1000毫克，每天需铁至少4毫克，如不能满足需求，就会消耗身体中铁的储备，造成贫血，这在孕中、晚期尤其可能发生。

孕期贫血程度轻时，孕妈妈无明显症状；孕期贫血程度重时，通常会出现头晕、乏力，有些还可能出现目眩、疲倦、注意力不集中等症状。如到医院抽血检查则外周血血红蛋白＜110克／升，血细胞比容＜0.33，血清铁＜6.5微摩尔／升。

贫血会影响供氧量，使孕妈妈脑供血不足、容易晕倒，也会影响对胎儿的供氧。贫血还会影响胎儿的营养供应，轻者使胎儿发育缓慢，重者可发生早产、胎儿宫内窘迫。而且，贫血还会导致孕妈妈抵抗力降低，生产时出血耐受性差，分娩风险加大。

孕期缺铁性贫血会危害母婴健康，在积极治疗和预防过程中，加强营养，通过饮食补充铁质丰富的食物，并做好血常规定期检测是不可缺少的。

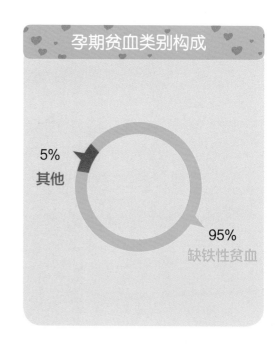

孕期贫血类别构成

5% 其他

95% 缺铁性贫血

营养关注 Nutrition Concern → 含铁量高且易被人体吸收的食物，补铁效果好

动物肝脏、各种瘦肉和动物血中的血红素铁更易被吸收

食物补铁时只关注食物的铁含量是不够的，还要重视铁被人体吸收的难易程度，只有那些含铁量高又易吸收的食物才能真正起到食补的作用。食物中的铁分血红素铁及非血红素铁两大类，研究显示，食物中的血红素铁平均吸收率约为25%，非血红素铁约为5%。可见血红素铁容易被人体吸收，吸收率约为非血红素铁的5倍。血红素铁多存在于动物体内，如动物肝脏、各种瘦肉和动物血。非血红素铁多为植物所含有，如豆类、绿叶菜和木耳，其中黄豆制品和芝麻酱中的铁相对容易吸收。蛋黄中的铁属非血红素铁，而且蛋黄含磷多，所含铁不易被吸收。

钙、鞣酸会妨碍铁的吸收

钙、鞣酸等会与铁结合形成不被吸收的化合物，而妨碍铁的吸收，故钙剂与铁剂勿同服。钙、铁一起补时，当遵医嘱，或铁剂和钙剂要分开2小时服用。茶中含鞣酸多，饮浓茶会妨碍铁的吸收，奶茶、咖啡等也不宜与补铁食物同食。

维生素C可促进铁的吸收

二价铁比三价铁易吸收，维生素C能促进三价铁转化为二价铁，所以维生素C能促进铁的吸收。含铁的食物如肝脏、鸡蛋等，若能与柑橘、草莓、青椒等富含维生素C的食物一同食用，可以大大促进人体对铁的吸收，这也是吃饭前后吃水果有利于餐中铁的吸收的原因所在。

富含铁且容易被吸收的食物

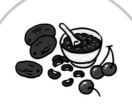

红枣、红豆、
大红樱桃

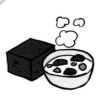

动物血液，
如猪血、鸭血等

补铁的食物

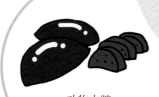

动物内脏，
如猪肝、鸡肝等

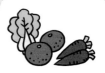

新鲜果蔬中含有丰富的维
生素C，能促进食物中铁
的吸收

常见食物含铁量

单位：毫克，每100克可食部分含量。

食物	含量	食物	含量	食物	含量
鸭血（白鸭）	30.5	鸡血	25.0	猪血	8.7
鸭肝	23.1	猪肝	22.6	鸡肝	12.0
蛏子	33.6	河蚌	26.6	蛤蜊	10.9
牛肉干	15.6	羊肉（瘦）	3.9	猪肉（瘦）	3.0
木耳（干）	97.4	紫菜（干）	54.9	蘑菇（干）	51.3
葡萄干	9.1	桂圆肉	3.9	枣（干）	2.3
黄花菜	8.1	油菜（黑）	5.9	豌豆尖	5.1
芥菜	5.4	菠菜	2.9	白菜薹	2.8

Tips　特别提醒

怀孕4个月后，约有300毫克铁进入胎儿和胎盘，500毫克铁储存在孕妈妈体内，所以，我国营养学会建议孕妈妈每日膳食中铁的供应量为28毫克。

补铁的食谱

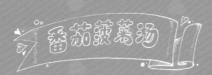
番茄菠菜汤

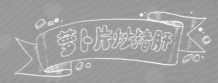
萝卜片炒猪肝

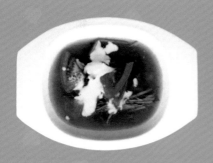

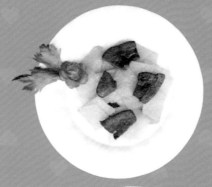

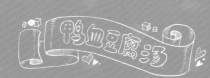
鸭血豆腐汤

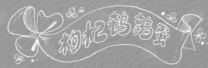
枸杞鹌鹑蛋

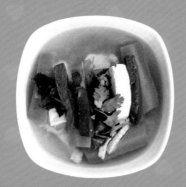

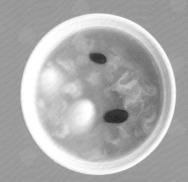

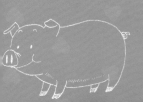

番茄菠菜汤

热量 155 千卡　　脂肪 7 克　　蛋白质 7 克　　碳水化合物 16 克

材料　番茄 50 克，菠菜 250 克，鲜柠檬 2 个。

配料　奶油、酱油、盐、高汤各适量。

做法　①菠菜洗净，切成段，焯水后捞出。②番茄切块，柠檬取汁。③高汤倒入净锅中，加入适量奶油、酱油、盐、鲜柠檬汁、番茄块、菠菜段，煮开即可。

功效　富含铁和多种维生素，可健胃消食、清热去火、润肠通便，有助于治疗和预防贫血，而且番茄含丰富的维生素 C，有助于菠菜中铁的吸收。

小叮咛　菠菜焯水时间不宜太长，烹饪时要大火急炒，时间不宜过长，才能保持菜色。

萝卜片炒猪肝

热量 433 千卡　　脂肪 19 克　　蛋白质 49 克　　碳水化合物 18 克

材料　猪肝 250 克，白萝卜 150 克。

配料　香油、盐、黄酒各适量。

做法　①猪肝、白萝卜分别切片。②炒锅加香油烧热，放萝卜片，炒至八成熟，加盐后翻炒均匀，盛入盘中。③猪肝爆炒 2~3 分钟，放八成熟萝卜片，快速翻炒 2~3 分钟，加盐、黄酒即可。

功效　富含铁、维生素等，有补肝、明目、养血的功效，适宜气血虚弱、面色萎黄、缺铁性贫血的孕妇食用，也能有效防止早产。

小叮咛　猪肝切片后，先用水淀粉挂浆后再炒，可减少失水，口感更佳。

鸭血豆腐汤

热量 142 千卡　　脂肪 6 克　　蛋白质 16 克　　碳水化合物 6 克

材料 豆腐 60 克，鸭血 50 克，猪瘦肉、胡萝卜各 20 克，水发木耳和高汤 250 克。

配料 香油、酱油、盐、料酒、葱花、水淀粉各适量。

做法 ①豆腐、猪瘦肉、胡萝卜和鸭血切条，水发木耳撕碎。②砂锅加高汤，放入所有材料，烧开后撇去浮沫。③加酱油、盐、料酒和水淀粉，改小火慢炖，最后淋香油、撒葱花。

功效 富含铁、钙、磷、镁及蛋白质等，清热解毒、健脾利湿，补铁的同时还能改善口臭、口渴症状。

小叮咛 选购鸭血时要看色闻味，色暗红、无血腥味，且有一股鸭香味的为好。好的鸭血比较脆，没有韧性，掰开后里面无蜂窝状气孔。

枸杞鹌鹑蛋

热量 355 千卡　　脂肪 7 克　　蛋白质 13 克　　碳水化合物 60 克

材料 鹌鹑蛋 4 个，银耳、枸杞各 50 克。

配料 冰糖适量。

做法 ①银耳用温水发透，除去杂质、蒂头，撕成瓣状；枸杞洗净，水中浸泡 15 分钟；鹌鹑蛋煮熟、剥皮；冰糖打碎。②锅内放银耳、枸杞，加水适量，大火烧沸，再用小火炖煮至熟，加入鹌鹑蛋和冰糖即成。

功效 富含铁、蛋白质、卵磷脂、赖氨酸、胱氨酸、维生素 A、维生素 B_2、维生素 B_1、钙等营养物质，可补气益血、强筋壮骨。

小叮咛 除银耳外，也可加入大枣、桂圆或百合。

第**3**章

孕早期（12 周前）
营养管理

应了解的孕产知识

孕早期胎儿的发育

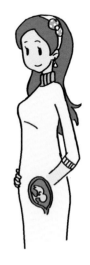

1~4周

受精卵在子宫里着床,细胞快速分裂,分化为胎儿器官。

5~8周

胚胎初具人形,头占身体一半,心脏开始跳动,器官分化,大脑两个半球间显现分界线,能辨认出五官、手指、脚趾,眼睛内的晶状体开始形成,但此时胳膊看起来像两只鱼鳍。

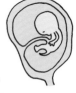

9~12周

性腺形成卵巢或睾丸,可初步辨别出性别。甲状腺、胰腺和胆囊发育完毕,胃开始产生消化液,肝脏开始制造红细胞,身体比例逐步接近新生儿的比例,胎儿身长约9厘米。

早孕反应

根据孕期不同阶段的特点，我们一般将怀孕过程分为三个阶段：怀孕12周以前，称为孕早期；13~28周，称为孕中期；怀孕28周后，称为孕晚期。孕早期时，虽然子宫、心脏、呼吸系统等内脏器官都因怀孕而发生了很多变化，但从腹部还基本看不出来。特别是最初4周内很多妈妈几乎都不知道自己怀孕了，直到停经或早孕反应出现。

早孕反应是怀孕6周左右出现的，表现为恶心、呕吐、没食欲、头昏、眩晕、容易疲倦、乳房刺痛、阴道分泌物增多、尿频等现象。早孕反应还往往令胃口发生改变，即俗称的"害口"，孕妈妈会想吃一些平常不太爱吃的东西，而平常喜欢的食品，则可能突然变得不爱吃了或干脆一点都不能接受。早孕反应与孕激素分泌有关，但确切原因至今还未完全清楚。不过根据观察，孕吐严重的妈妈往往HCG（绒毛膜促性腺激素）值比较高。女性怀孕后或多或少都会出现早孕反应，但一般在怀孕12周后，就会逐渐减少乃至消失。

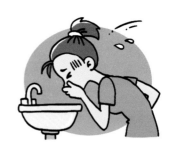

Tips

特别提醒

缓解早孕反应的小对策

1. 感到恶心想吐时，做深呼吸。
2. 尽量远离有刺激性的异味，避开闷热的房间、厨房及吸烟环境等。
3. 调整情绪，放松心情，积极的心态比恐惧、担心或者焦虑等不良心态更有助于减轻反应。
4. 感到不适时，可以用听音乐、看书，与家人聊天等转移注意力。
5. 适当参加一些轻缓的活动，如散步可改善心情、强健身体、减轻早孕反应。

孕早期饮食原则

孕早期是胚胎分化和器官形成的关键期，饮食的安全和营养对其影响很大，应重视多摄入谷类、水果等富含碳水化合物的食物，避免营养素缺乏影响孕妈妈和胎儿的健康。

重视食品的安全卫生

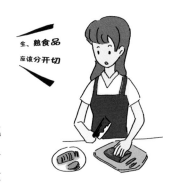

生、熟食品
应该分开切

食品的新鲜程度和制作过程的安全性、卫生性，在整个孕期营养管理中都是不能忽视的。不过孕初期，特别是怀孕最初的 1 个月左右，是胎儿器官分化、成形的关键期，胚胎对各种致畸因素非常敏感，此时一定要避开有毒、有害和不洁食品，以免对胎儿造成不可逆的伤害。

食品采购是确保食品安全的第一步，采购时应尽量选当地应季食品，不选、少选反季食品；选购食品要去信誉有保证的市场；注意食品品牌、出厂地、生产厂家、生产日期、保质期、配料等食品的包装标识；要通过色香味来识别食品好坏和真假，并留心食品添加剂；熏制、腌制、酱制食品尽量少选。

自制食物更容易保证食品的新鲜、卫生和营养，如果条件许可的话，自制食品是最好的选择。自制食品在食物制作、储存时，应生熟分开；处理完鱼、肉等生食，应洗手后再处理其他食品；烹饪用具、餐具和清洁用抹布要经常消毒；食品应清洗后再食用；家禽、肉类和牛奶等食物，食用前需彻底煮熟；没吃完的食物，应在 8℃下低温保存，存放过的熟食必须重新加热（至 70℃）才可食用。

保证碳水化合物的摄入量

胎儿组织中脂肪酸氧化酶活力极低，很少能利用脂肪提供能量，葡萄糖几乎是胎儿能量的唯一来源，而孕早期时胎儿的肝脏还未发育完成，只能依赖胎盘分解葡萄糖。如果妈妈摄入的碳水化合物不足以满足能量需要，能量缺口就要靠机体分解脂肪来补足。脂肪分解会产生代谢物——酮体，而酮体如果通过胎盘进入胎儿体内，可能会影响和损伤胎儿大脑和神经系统发育。因此，孕早期妈妈每日摄入的碳水化合物不应低于150克，如果早孕反应呕吐严重，完全不能进食的话，要去医院治疗，通过静脉注射补充葡萄糖、维生素和无机盐（矿物质）。

食物多样，谷类为主，粗细搭配

孕育健康聪明的孩子需要多种营养素，目前已证实人类必需的营养素有40多种，并且每种营养素的需要量又各不相同，如孕早期一天需要800毫克的钙，而仅需要1.9毫克的维生素 B_6。由于各种食物所含营养成分的种类和数量各不相同，只有摄取多样化的食物才能保证营养需要。

谷类食物中碳水化合物一般占75%~80%，蛋白质含量占8%~10%，脂肪含量占1%左右，还含有无机盐（矿物质）、B族维生素和膳食纤维。饮食以谷类为主，既可提供充足的能量，又可避免摄入过多的脂肪及含脂肪较高的动物性食物。孕早期最好保证每天至少摄入谷类200克。

营养素含量不但与食物种类有关，

不同的加工方式也会有影响，相比精加工的大米和白面，粗粮中的膳食纤维、维生素和无机盐（矿物质）含量都高很多。所以为了营养的均衡全面，孕早期饮食上宜粗细搭配，这不仅利于孕期体重控制，还能预防孕期糖尿病的发生。

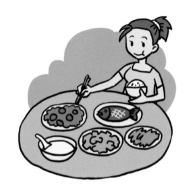

孕早期是大脑发育的起点，宜多吃补脑食品

受精后 15~27 天胎儿大脑就开始发育。整个孕期，胎儿神经系统的发育是领先于其他身体系统的，因此出生时胎儿的脑重即便只有成人脑重的 25%，但神经细胞数却接近于成人。所以，从孕早期开始，妈妈就应多摄入下列益脑食物：

益脑食物

深色绿叶菜

含有丰富的维生素，其中维生素 B_6 和 B_{12} 可减少心脏病和认知方面障碍的风险。

豆类及豆制品

含有人体所需的优质蛋白和 8 种必需氨基酸，富含卵磷脂、维生素及其他无机盐（矿物质），能增强心脑血管的功能。

全麦制品和糙米

糙米中含有丰富的维生素，对于保持认知能力有重要作用。

核桃和芝麻

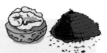

含有丰富的不饱和脂肪酸，能为大脑提供充足的亚油酸、亚麻酸等不饱和脂肪酸，提高脑功能，消除脑疲劳。

鱼类

鱼类脂肪中含有 ω-3 脂肪酸，能保护神经系统，加强神经细胞的活力，从而提高学习和记忆能力。

大蒜

大脑活动的能量主要来自葡萄糖，大蒜中的"蒜胺"能够促进葡萄糖转变为大脑能量。

鸡蛋

富含人体所需要的氨基酸、卵磷脂、钙、磷、铁、维生素 A、维生素 D 及 B 族维生素等能起到健脑作用的营养物质。

多摄入富含叶酸的食物

孕早期是胎儿神经管分化和形成的关键时期，孕妈妈多摄入富含叶酸的动物肝脏、深绿色蔬菜和豆类等食物，不但有助于预防胎儿神经管畸形和早产，还有利于减少妊娠期高脂血症的发生。

少食多餐、清淡饮食可减轻早孕反应

孕早期的孕激素会让消化系统发生改变，孕妈妈会出现恶心、呕吐、食欲下降等早孕反应。此时根据反应轻重和食欲大小，少食多餐，选择清淡适口、易消化、不油腻的食物，能缓解早孕反应，保证孕期能量和营养摄入。

早孕反应严重时，不必太在意饮食的规律性，想吃就吃，不需强求每餐分量，更别强制进食。有的孕妈妈喜欢吃酸的，有的喜欢吃辣的，那就按自己喜欢的口味进食。为了增加食欲和保证营养全面，烹调时要注意菜的色、香、味

和制作方法多样化。适当吃点姜，可以增加食欲，还能有效缓解呕吐。为了避免孕吐导致营养缺乏，要注意补充水分和蔬菜、水果、牛奶等富含维生素和无机盐（矿物质）的食物。

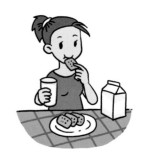

| Tips | 特别提醒 |

很多孕妈妈在早晨容易出现恶心、呕吐等早孕反应，因此早晨醒后别着急起床，可稍躺片刻，或者在枕边放一些饼干等小零食，恶心时吃点能防止孕吐发生。另外，吃饭后半小时尽量避免平躺，以避免胃酸逆流造成恶心感。

防止孕早期无机盐（矿物质）缺乏

生命代谢离不开无机盐（矿物质），无机盐（矿物质）是人体不可缺少的营养物质，孕早期是宝宝各项器官形成的重要时期，防止无机盐（矿物质）缺乏对促进宝宝健康发育很重要。相比其他方式，从食物中获取无机盐（矿物质）安全又健康，所以孕妈妈从孕早期开始，就应建立均衡合理的膳食结构，以保证无机盐（矿物质）的摄入。

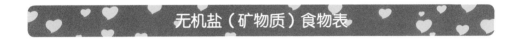

无机盐（矿物质）食物表

无机盐（矿物质）	食物
铁	蛋黄、猪肝、海带、木耳、菠菜、紫菜、芹菜、黄豆、绿豆、茄子、番茄、甘蔗、冬瓜、苹果等
铜	动物肝脏、鱼、虾、蛤蜊中含量较高，果汁、红糖中也有一定含量
锌	鱼类、肉类、动物肝肾、豆类和小麦中含量较高
氟	小麦、黑麦粉、水果、茶叶、青菜、番茄、土豆、鲤鱼、牛肉等
硒	青鱼、沙丁鱼、肾脏、肝脏、肉类、蛋类、芝麻、麦芽、大蒜、啤酒等
碘	海带、紫菜、海鱼、海盐等中含量丰富
钴	绿色蔬菜
镁	鸡肉、香蕉、芹菜、豆制品等
锰	茶叶、咖啡、坚果、小米、扁豆、大豆、萝卜叶、大白菜等
钙	奶类、豆制品、坚果等

孕早期营养餐推荐

膳食平衡是营养全面的关键。孕早期一日三餐应多样化，重视碳水化合物摄入，做好主副食、粗细粮、荤素、蔬菜水果等不同种类食物的搭配，才能保证胎儿早期的营养需要，并缓解早孕反应。特别提供3天的餐单搭配方案，供孕妈妈参考。

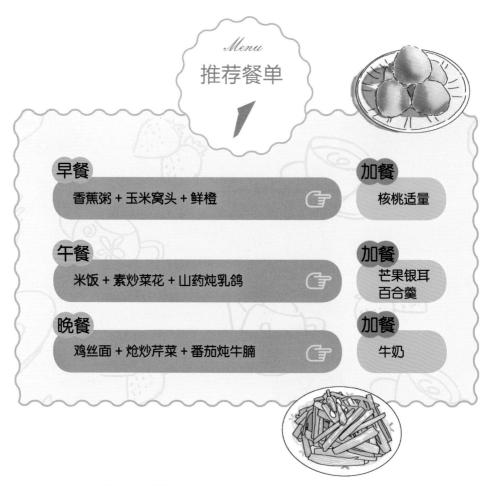

Menu
推荐餐单 1

早餐
香蕉粥 + 玉米窝头 + 鲜橙 ☞

加餐
核桃适量

午餐
米饭 + 素炒菜花 + 山药炖乳鸽 ☞

加餐
芒果银耳百合羹

晚餐
鸡丝面 + 炝炒芹菜 + 番茄炖牛腩 ☞

加餐
牛奶

香蕉粥

热量 **581.5 千卡** | 脂肪 **1.5 克** | 蛋白质 **12 克** | 碳水化合物 **130 克**

材料 香蕉 3 个，糯米 100 克。

配料 冰糖适量。

做法 ①糯米淘洗干净；香蕉剥去皮，切成小丁备用。②糯米入锅，加适量清水熬煮成粥；米粒熟烂时，加入香蕉丁，再加少许冰糖调味，搅拌均匀即可。

功效 含有丰富的蛋白质、碳水化合物、粗纤维、胡萝卜素、维生素 C、维生素 E 及钙、磷、铁、锌、钾等，其中香蕉含有相当多的钾和镁，钾能防止血压上升及肌肉痉挛，而镁具有消除疲劳的效果，对预防妊娠并发症很有帮助。

小叮咛 香蕉加入后只能稍煮片刻，时间长了会影响口感。

玉米窝头

热量 **1876 千卡** | 脂肪 **40 克** | 蛋白质 **79 克** | 碳水化合物 **300 克**

材料 细玉米面 320 克，黄豆粉 160 克。

做法 ①细玉米面、黄豆粉放盆中，加温水揉成面团；揉匀后搓成圆条，再揪成面剂。②左手心擦少许凉水，放面剂，用右手指将风干的表皮捏软，再用两手搓成球形，仍放入左手手心。③右手蘸点儿凉水，用手指在面球中间钻一个小洞，边钻边转动手指，左手拇指及中指同时协同捏拢；将窝头上端捏成尖形，直到窝头捏到 0.3 厘米厚，且内壁、外表均光滑，上屉大火蒸 20 分钟即成。

功效 含有大量镁和较多的碳水化合物、膳食纤维，能刺激肠道蠕动，改善便秘。

小叮咛 可用温牛奶代替温水揉面，这样蒸出的窝头会有奶香味。

素炒菜花

热量 **202 千卡**　　脂肪 **10 克**　　蛋白质 **5 克**　　碳水化合物 **23 克**

材料　菜花 300 克。

配料　植物油、盐、高汤、淀粉、葱、姜、香油各适量。

做法　①菜花洗净切小朵，沸水焯一下，捞出控干；葱、姜切末。②炒锅烧热加油，葱姜末炝锅，添高汤，加盐。③下菜花，用大火烧沸，转用小火慢烧至酥烂入味，再用淀粉勾芡，淋香油出锅。

功效　营养丰富，含有蛋白质、脂肪、磷、铁、胡萝卜素、维生素等，能提高人体免疫功能，而且菜花含大量的水分，易消化，能缓解早孕反应。

 为了保证装盘效果，炒菜花时不要太频繁地翻炒，以免菜花碎散。

山药炖乳鸽

热量 **422 千卡**　　脂肪 **38 克**　　蛋白质 **14 克**　　碳水化合物 **6 克**

材料　嫩鸽肉 200 克，山药 50 克，香菇适量。

配料　盐、绍酒、葱、姜、清汤各少许。

做法　①鸽肉洗净，入沸水焯至断生，再用水洗净；山药、香菇洗净、切片待用。②炖盅内放鸽肉、山药、香菇、绍酒、葱、姜和清汤，移至锅内隔水炖酥；取出，拣去葱、姜，加入盐调味即好。

功效　营养丰富，含蛋白质和无机盐（矿物质），脂肪含量非常低，所以俗话说"一鸽胜九鸡"。

 为防止山药变黑，山药切片后应立即浸泡在盐水中。

芒果银耳百合羹

热量 249.5 千卡　　脂肪 0.5 克　　蛋白质 3 克　　碳水化合物 58 克

材料　芒果、银耳、鲜百合、红枣、藕粉各适量。

配料　冰糖适量。

做法　①芒果去皮去核，切丁；银耳泡发后剪根；鲜百合洗净，掰成散片；红枣洗净。②锅里加水，放红枣、银耳，小火煮至黏稠；再加入鲜百合与冰糖，最后放芒果丁。③把藕粉用凉开水稀释，倒入锅内搅拌到汤汁再次变黏稠即可。

功效　营养丰富，可滋阴补肾、补血养颜，具有非常好的滋补作用，还有改善早孕呕吐的效果。

小叮咛　水开后转小火慢慢炖，且关火后再用余温焖半小时，炖出来的银耳会特别黏稠，口感更好。

鸡丝面

热量 663 千卡　　脂肪 19 克　　蛋白质 42 克　　碳水化合物 81 克

材料　鸡脯肉 150 克，香菇、番茄各适量。

配料　植物油、葱、姜、菠菜、面粉、盐各适量。

做法　①菠菜洗净后入开水焯烫，榨汁，用滤网过滤备用；鸡脯肉切丝；香菇切片，番茄切块；葱、姜切成末备用。②面粉放入盆里，加少许盐，用菠菜汁和面，擀成面条。③炒锅放油烧热，爆香姜末，放鸡丝煸炒，待鸡肉变白放香菇片、番茄块、葱末一起翻炒。④加盐调味，放清水，水开下面条煮熟即可。

功效　富含蛋白质、钙、磷、铁等，养血安神，口味清淡易消化，很适合早孕反应无食欲时食用，对患有妊娠期高血压和贫血的孕妇也有一定食疗作用。

小叮咛　和面时面要硬点，和好后再醒 3~5 分钟，口感会更筋道，至于面条的厚薄、宽窄则随个人喜好。

炝炒芹菜

热量 **130 千卡**　　脂肪 **10 克**　　蛋白质 **2 克**　　碳水化合物 **8 克**

材料 芹菜 250 克。

配料 料酒、花椒、植物油、盐各少许。

做法 ①芹菜去叶洗净，切成段。②锅中放油烧热后，放入花椒炝锅。③放入芹菜段翻炒至九成熟时，加盐、料酒再翻炒几分钟即可。

功效 芹菜富含铁、钾和低聚糖，是缺铁性贫血孕妈妈的佳蔬，其含钾丰富，对妊娠期高血压、头晕、头痛有改善作用。

小叮咛 芹菜性凉，脾胃虚寒、大便溏薄的孕妈妈不宜多食，此外芹菜有降血压作用，故血压偏低的孕妈妈也要少吃。

番茄炖牛腩

热量 **248.5 千卡**　　脂肪 **0.5 克**　　蛋白质 **3 克**　　碳水化合物 **58 克**

材料 牛腩 150 克，番茄 300 克，胡萝卜 100 克。

配料 牛骨汤、鲜酱油、白糖、生粉、水淀粉、盐、植物油各适量。

做法 ①胡萝卜洗净，切片；番茄洗净，放入沸水略烫后，去皮切碎。②炒锅烧热放适量植物油，放入牛腩炒至半熟，加番茄末。片刻后，加入胡萝卜片、鲜酱油、白糖、生粉、盐和牛骨汤，用慢火炖大约 10 分钟，用水淀粉勾芡即可。

功效 含有丰富的优质蛋白、叶酸、β - 胡萝卜素等，是促进胎儿生长发育的绝佳菜肴。

小叮咛 牛肉首选牛腩，因为牛腩肉厚且带有少量的肥肉和筋膜，炖出的汤汁更浓郁，而且牛腩价格也不贵。

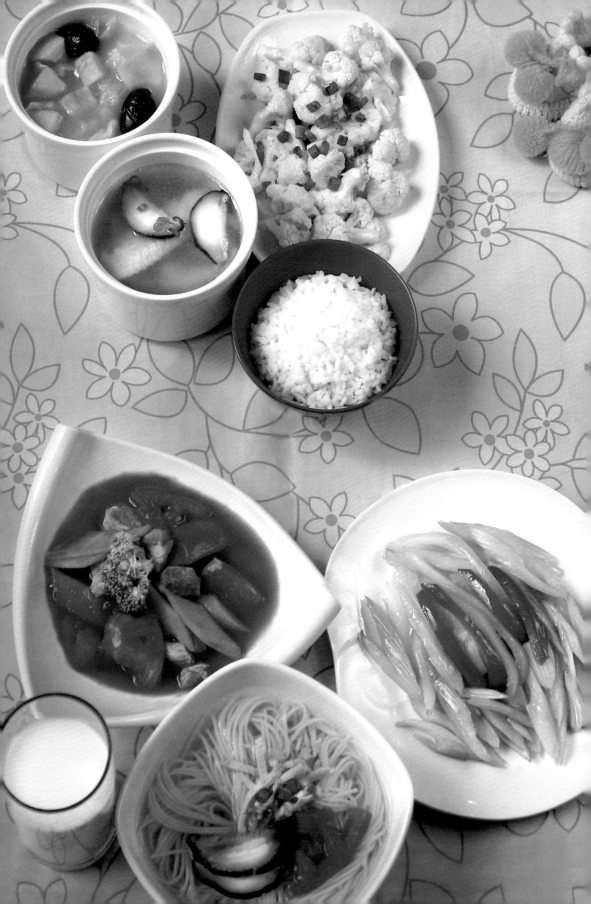

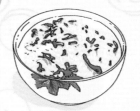

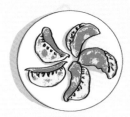

早餐

菠菜粥 + 煎饺 + 苹果　

加餐

牛奶

午餐

栗子焖饭 + 韭菜炒鸡蛋 + 黄豆猪蹄煲　

加餐

三鲜蛋卷

晚餐

虾仁炒饭 + 五色蔬菜汤　

加餐

香蕉

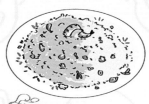

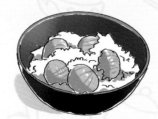

菠菜粥

热量 196.5 千卡   脂肪 0.5 克   蛋白质 6 克   碳水化合物 42 克

材料 菠菜、大米各 250 克。

配料 盐少许。

做法 ①菠菜洗净，入沸水锅中焯一下捞出，切碎备用。②大米淘洗干净，放入锅内加适量水煮熟，下入菠菜末稍煮一会儿，加盐调味即可。

功效 含有丰富的胡萝卜素、叶酸及无机盐（矿物质）等有益成分，有利于预防和调理妊娠期高血压及便秘，菠菜中丰富的铁对缺铁性贫血也有改善作用。

小叮咛 大米不宜清洗过度，因为过度清洗对纤维素、维生素和无机盐（矿物质）等营养成分损耗大，会降低其营养价值。

煎饺

热量 2589 千卡   脂肪 53 克   蛋白质 148 克   碳水化合物 380 克

材料 面粉 500 克，猪肉末 50 克，鸡蛋 1 个。

配料 植物油、盐、葱花、白糖、料酒、胡椒粉、葱姜汁各适量。

做法 ①面粉加温开水和成面团，揉匀后搓条，切剂子，擀皮；肉末放盘内，加盐、葱花、白糖、料酒、胡椒粉、葱姜汁和鸡蛋搅匀成馅。②馅包入皮子内捏拢成形。③平底锅倒油烧热，整齐码放饺子，加水至饺子半身位置，加盖中火煮至水干，再加少许水用中火焖干至饺子底部发脆即可。

功效 富含蛋白质、脂肪、钙、铁、磷、钾、镁、碘等营养物质，适合孕产妇食用。

小叮咛 做煎饺的馅料不宜太湿，面皮也不要太软太薄，否则一受热一加水便会出汤，滋味也就随着汤汁跑掉了。另外，包好的饺子一定要醒发后再入锅。

栗子焖饭

热量 778 千卡　　脂肪 2 克　　蛋白质 17 克　　碳水化合物 173 克

材料 大米 200 克，栗子 50 克。

配料 水适量。

做法 ①大米放在水中浸泡 1 小时，栗子剥皮洗净。②把栗子放入锅中与大米一起蒸熟，电饭锅跳闸后继续焖 10 分钟，开锅即可。

功效 富含蛋白质、维生素、碘等，养胃健脾，是孕早期理想的保健主食。

 如果怕剥栗子麻烦，可以到超市里买剥好的栗子直接用。

韭菜炒鸡蛋

热量 272 千卡　　脂肪 20 克　　蛋白质 15 克　　碳水化合物 8 克

材料 鸡蛋 2 个，韭菜 150 克。

配料 盐、植物油、葱丝、姜丝各适量。

做法 ①韭菜择洗干净，切成段；鸡蛋磕入碗中打散。②炒锅放适量植物油烧热，倒入蛋液，炒至颜色呈金黄色时，盛出待用。③原锅再倒入适量植物油烧热，放入葱丝、姜丝爆香，倒入鸡蛋块与韭菜段，快速翻炒几下，加盐调味，盛盘即可。

功效 含有大量维生素、粗纤维和蛋白质，能增进胃肠蠕动；而且韭菜和鸡蛋同吃，能协调阴阳，有益于养胎安胎。

 韭菜要迅速翻炒，加热时间过长韭菜容易出水，影响口感。

黄豆猪蹄煲

热量 **898 千卡**　　脂肪 **50 克**　　蛋白质 **74 克**　　碳水化合物 **38 克**

材料 猪蹄 300 克，黄豆 100 克。

配料 生姜、葱各 10 克，盐、白糖、胡椒粉和枸杞各少许。

做法 ①猪蹄刮毛洗净切块，黄豆泡透，生姜切片，葱切末。②砂锅放水，加姜片、猪蹄块、黄豆、枸杞，大火烧开，再改用小火煲 30 分钟，然后加入盐、白糖调味。③撒胡椒粉、葱末即可。

功效 有植物蛋白又有动物蛋白，同时还富含胶原蛋白、钙和各种氨基酸，且易于消化吸收，适合孕妇食用。

 如果想省时间，可以用压力锅来炖。

三鲜蛋卷

热量 **509 千卡**　　脂肪 **37 克**　　蛋白质 **31 克**　　碳水化合物 **13 克**

材料 韭黄 200 克，熟肉丝、胡萝卜各 50 克，鸡蛋 3 个。

配料 植物油、盐、香油、淀粉各少许。

做法 ①韭黄择洗干净，切段；胡萝卜去皮洗净，切丝；鸡蛋打散，加盐、淀粉搅匀。②锅中倒水烧开，分别放韭黄段、胡萝卜丝焯熟，捞出控水。③炒锅放油烧热，把鸡蛋液倒入煎成蛋皮。④蛋皮摊开，放盐、香油、熟肉丝、韭黄段和胡萝卜丝包起来，切段，摆盘。

功效 富含维生素 D、氨基酸等，可调节胃肠道、促进食欲、降低血脂，对孕期高血压、高血脂等有一定调理作用。

小叮咛 煎蛋皮时一定要热锅少量油，千万不要加过多的油，蛋液倒入锅中时，可手拿锅柄转动锅，让蛋液均匀地铺满锅底，然后用中小火煎。煎时千万不要太快翻动，否则蛋皮不能成形，一定要待蛋液凝固。晃动锅时，蛋皮会跟着动了再揭，这样蛋皮才能保持完整。

虾仁炒饭

热量 432 千卡   脂肪 16 克   蛋白质 16 克   碳水化合物 56 克

材料 米饭 200 克，洋葱 50 克，虾仁 100 克。

配料 植物油、盐、胡椒粉各少许。

做法 ①虾仁洗净，洋葱洗净切丁。②炒锅加油烧热，下洋葱丁煸出香味，下虾仁炒熟后，再放米饭一起翻炒，最后加盐、胡椒粉，翻炒入味即可。

功效 烹饪简单，但钙含量丰富，还富含蛋白质、钾、碘、镁、磷等无机盐（矿物质）及维生素 A、氨茶碱等成分，有益于增进孕早期食欲。

 要选用新鲜、无毒、无污染、无腐烂变质、无杂质的虾，洗净去壳后，用牙签挑出虾背部二、三节中的沙线。

五色蔬菜汤

热量 71 千卡   脂肪 3 克   蛋白质 2 克   碳水化合物 9 克

材料 番茄 100 克，白萝卜 150 克，白萝卜叶少许，干香菇 1 朵。

配料 生抽、白胡椒粉、盐、香油各少许。

做法 ①食材都洗净切大块，放入不锈钢锅，加菜量 3 倍的水，用大火烧开，再改用微火炖 1 小时。②加入生抽、白胡椒粉、盐调味，炖至入味。③起锅后淋少许香油即可。

功效 白萝卜、番茄中含丰富的维生素 C，有助于增强机体的免疫功能，提高抗病能力。

小叮咛 白萝卜忌与人参、西洋参同食。

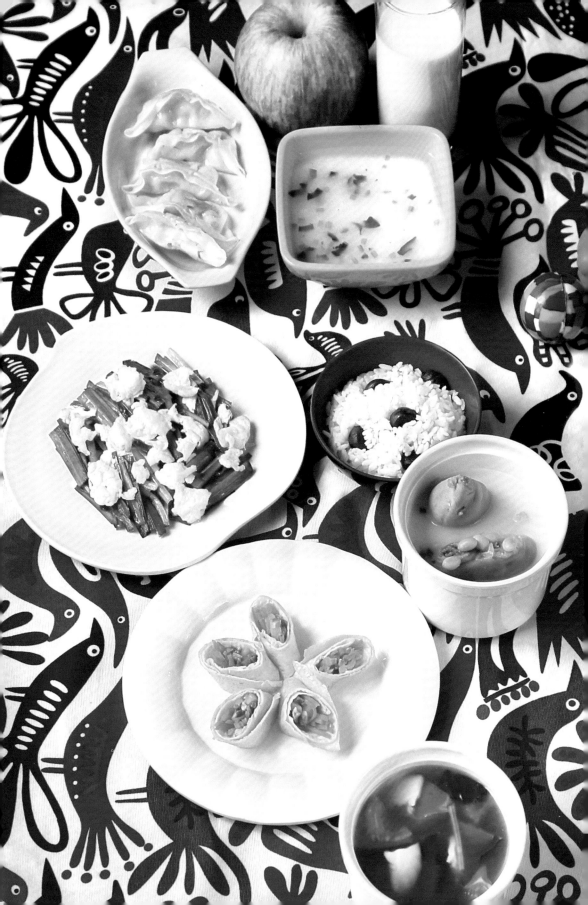

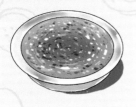

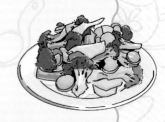

早餐

水煎包 + 豆浆 + 橙子

加餐

核桃适量

午餐

米饭 + 香肠炒西蓝花 + 糯米桂花糖藕
+ 金针菇鸡汤

加餐

乌梅冰糖饮

晚餐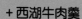

米饭 + 菠菜肉丸 + 糖拌番茄
+ 西湖牛肉羹

加餐

牛奶

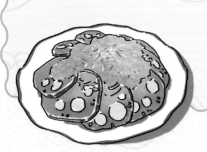

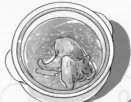

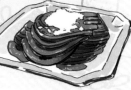

水煎包

| 热量 2534 千卡 | 脂肪 38 克 | 蛋白质 158 克 | 碳水化合物 390 克 |

材料 发面团 500 克，瘦肉、虾仁、韭菜、鸡蛋各适量。

配料 酱油、盐、植物油各少许。

做法 ①瘦肉剁好，鸡蛋打好搅匀，韭菜剁碎，加上虾仁，放入酱油、盐一起在盆中搅拌均匀即成馅。②发面团揉好，擀成面皮，包上馅，做成小包子。③平底锅烧热，加少许油，放入包子煎至金黄色，加水盖住锅底，盖上锅盖小火焖，水干后水煎包即成。

功效 富含蛋白质、碳水化合物、维生素和钙、铁、磷、钾、镁等无机盐（矿物质），能满足孕早期营养的需要。

小叮咛 包子面团和好之后，醒一会儿再继续揉，会比较容易揉得表面光滑。

香肠炒西蓝花

| 热量 586 千卡 | 脂肪 46 克 | 蛋白质 28 克 | 碳水化合物 15 克 |

材料 香肠 100 克，西蓝花 100 克。

配料 蒜片、盐、淀粉、料酒各适量。

做法 ①香肠切成片；西蓝花洗净撕成小朵，入沸水锅中焯一下，捞出控水。②炒锅放油烧热，下蒜片爆香，放西蓝花、香肠、料酒、盐快速煸炒，最后加淀粉勾芡，出锅即成。

功效 富含蛋白质、碳水化合物、脂肪、无机盐（矿物质）和胡萝卜素等营养成分，而且西蓝花含有维生素 C，能增强肝脏的解毒能力，提高机体免疫力。

小叮咛 西蓝花已焯水，炒时不必时间太长；因为香肠已经是咸的了，盐要少放。

糯米桂花糖藕

热量 1323 千卡　　脂肪 3 克　　　蛋白质 21 克　　碳水化合物 303 克

材料 藕 650 克，糯米 150 克，荷叶 25 克。

配料 白糖、糖桂花各适量。

做法 ①糯米洗净后，清水浸泡1小时。②藕洗净，切下一端藕节头，在藕孔中塞糯米，用竹签将藕节头与藕节封住入锅，加适量水大火烧开，盖上荷叶改小火煮 2 小时；取出后，切片，码入盘中。③另取一锅，加适量水、糖，小火慢熬至糖汁黏稠，加糖桂花拌匀，取出浇在藕片上。

功效 健脾开胃，对缓解孕期疲劳嗜睡、食欲不振等有一定效果。

糯米一定要提前泡透，不然会很难煮，而且还不糯。

金针菇鸡汤

热量 240 千卡　　脂肪 8 克　　　蛋白质 32 克　　碳水化合物 10 克

材料 金针菇 100 克，鸡肉 150 克。

配料 盐、胡椒粉各少许。

做法 ①金针菇洗净，去掉老根部分，沥干水分备用。②鸡肉洗净，切成小块，先入沸水中焯一下捞出。③锅内另加清水，放鸡块，加上配料炖至八成熟时，下入金针菇，加盖再煮至熟烂即可。

功效 富含蛋白质、氨基酸、维生素和铁、钙、锌、磷、镁等营养元素，可增强体质、促进新陈代谢。而且金针菇含有多种人体所需氨基酸，含锌量比较高，对促进胎儿大脑发育有良好的作用。

鲜金针菇食用前先用冷水浸泡两小时；烹饪时，要把金针菇煮软煮熟。

乌梅冰糖饮

热量 221 千卡　　脂肪 0.8 克　　蛋白质 2.5 克　　碳水化合物 51 克

材料　乌梅 100 克。

配料　冰糖适量。

做法　①乌梅洗净，剖成两半。②乌梅放锅里，加适量清水，用大火烧开后转为小火，慢熬至乌梅熟烂、汤汁黏稠时，加入冰糖，待冰糖溶化后，搅拌均匀即可。

功效　富含无机盐（矿物质），具有生津止渴、增进食欲、帮助消化的作用，还能防止孕吐。

 如换冰糖为红糖，再加 3~5 片生姜，能缓解肝胃不和的妊娠呕吐。

菠菜肉丸

热量 279 千卡　　脂肪 7 克　　蛋白质 47 克　　碳水化合物 7 克

材料　牛、猪肉各 100 克，蛋清 1 个，菠菜 50 克。

配料　陈皮、酱油、米酒、淀粉、姜末、盐各少许。

做法　①菠菜洗净焯烫后，捞出铺盘。②陈皮洗净，用热水泡软后，捞出剁碎。③牛肉、猪肉洗净，剁馅，加陈皮、姜末、蛋清、酱油、米酒、淀粉和盐，搅匀成馅料。④馅料团成丸子，排在菠菜上，入蒸笼大火蒸 7~8 分钟，取出即可。

功效　含丰富的蛋白质和多种维生素，且维生素 C、叶酸和铁的含量较高，特别适合孕早期食用。

菠菜含有草酸，草酸与钙质结合易形成草酸钙，会影响人体对钙的吸收。因此，不宜与豆类、豆制品类及虾米等含钙丰富的食物同吃。

糖拌番茄

热量 203 千卡　　　　脂肪 1 克　　　　蛋白质 4.5 克　　　碳水化合物 44 克

材料 新鲜番茄 500 克。

配料 绵白糖适量。

做法 ①番茄洗净，去蒂，在开水锅里烫一下，剥去皮。②番茄切成薄片，然后均匀地摆在盘子里，撒上绵白糖即可。

功效 番茄不仅维生素 C 含量丰富，还富含能在人体内转化为维生素 A 的维生素 A 原、β-胡萝卜素，而且番茄内的苹果酸和柠檬酸等有机酸，还有增加胃液酸度、帮助消化、调整胃肠功能的作用，能缓解孕早期害喜恶心的症状。

越红的番茄越好，因为番茄红素含量高。

西湖牛肉羹

热量 168 千卡　　　　脂肪 4 克　　　　蛋白质 27 克　　　碳水化合物 6 克

材料 牛肉 100 克，冬笋、午餐肉各 20 克。

配料 香菜、鸡蛋清、盐、胡椒粉、香油、水淀粉、鲜汤、料酒各适量。

做法 ①牛肉、冬笋、午餐肉分别洗净，切米粒状；冬笋入沸水焯烫断生，捞起控干。②炒锅加入鲜汤，放牛肉粒、冬笋粒、午餐肉粒，烧沸后去净浮沫。③加盐、胡椒粉、料酒调味，慢慢淋入鸡蛋清，用水淀粉勾成薄芡，撒香菜、淋香油即可。

功效 富含植物蛋白、维生素、锌等，可增强孕妇免疫力，对心脏病、肥胖、习惯性便秘的孕产妇尤为适合。

牛肉要选瘦的，不要用太肥的，不要使劲煮，煮老了影响口感。

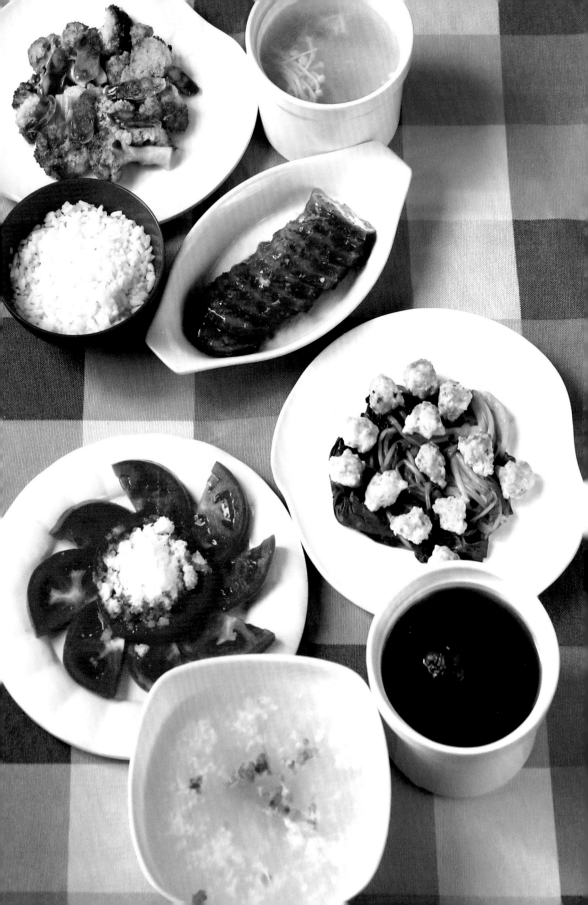

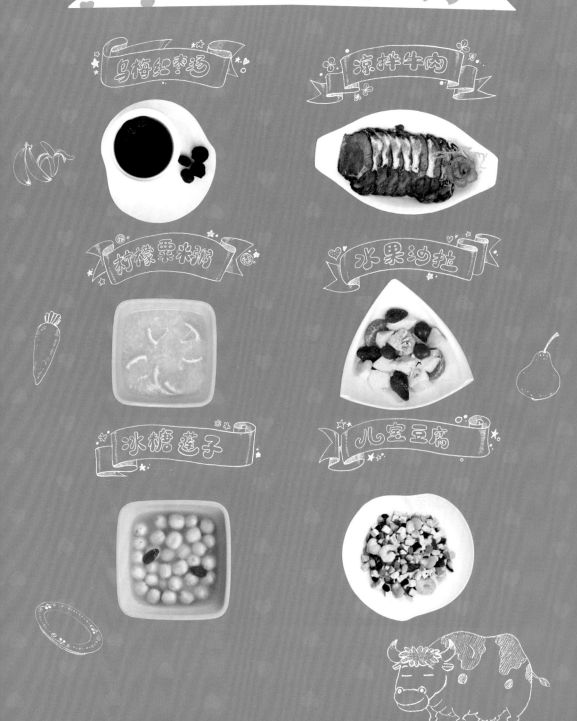

乌梅红枣汤

凉拌牛肉

柠檬粟米粥

水果沙拉

冰糖莲子

八宝豆腐

乌梅红枣汤

热量 518.8 千卡　　脂肪 1.2 克　　蛋白质 7 克　　碳水化合物 120 克

材料 乌梅 20 克，红枣 100 克，银耳 50 克。

配料 冰糖适量。

做法 ①乌梅、红枣清洗后，浸泡 30 分钟；银耳泡发后，择洗干净备用。②锅置火上，放清水、红枣、乌梅、银耳、冰糖，小火炖 40 分钟即可。

功效 含有大量的维生素 C、维生素 B_1、维生素 B_2 及胡萝卜素等。可生津止渴、清肺开胃健脾，适合害喜恶心时食用。

小叮咛 乌梅含酸性物质，用瓦制的或瓷制的锅熬制比金属锅好。

凉拌牛肉

热量 582 千卡　　脂肪 10 克　　蛋白质 111 克　　碳水化合物 12 克

材料 牛肉 500 克，香菜少许。

配料 香油、酱油、醋、熟芝麻、花椒粉、蒜泥各适量。

做法 ①牛肉洗净，放入沸水中焯一下，换水煮至熟烂，捞出晾凉，切薄片。②香油、酱油、醋、熟芝麻、花椒粉、蒜泥搅拌均匀，浇在牛肉片上，最后撒上少许香菜即可。

功效 含丰富的蛋白质、脂肪、维生素、多种氨基酸、钙、磷、铁等，可健胃消食，能有效缓解孕吐症状。

小叮咛 煮牛肉时放一个山楂、一块橘皮或一点茶叶，牛肉更易烂，而且色佳味美。

柠檬粟米粥

热量 494 千卡　　　脂肪 2 克　　　蛋白质 9 克　　　碳水化合物 110 克

材料 粟米 100 克，柠檬 1 个，红枣 6 枚。

配料 冰糖少许。

做法 ①柠檬洗净，切成小丁；红枣去核，洗净。②粟米淘洗干净，放锅内，加适量清水烧开，用小火熬至米粒开花，加上红枣、柠檬丁，再煮至熟烂，最后加冰糖，调匀即可。

功效 富含蛋白质、淀粉、脂肪、B 族维生素及钙、磷、铁等，可改善脾胃虚热、反胃呕吐、害喜恶心的症状。

小叮咛 粟米容易溢锅，煮时应注意不要离开，或者提前打开锅盖。

水果沙拉

热量 332.5 千卡　　　脂肪 0.5 克　　　蛋白质 2 克　　　碳水化合物 80 克

材料 小番茄 60 克，樱桃 20 克，草莓 15 克，苹果、鸭梨、橘子各 1 个，荔枝 2 个，菠萝 8 块。

配料 白糖、葡萄酒、碎杏仁、鲜奶油各适量。

做法 ①苹果、鸭梨洗净削皮，挖核，切厚片；橘子掰小瓣；荔枝切小块；菠萝切厚片；小番茄、樱桃、草莓洗净。②将切好的水果放在瓷盘内，加白糖、葡萄酒拌匀，撒碎杏仁，挤鲜奶油，点缀小番茄、草莓、樱桃。

功效 富含维生素、无机盐（矿物质）等营养，能缓解害喜恶心症状，对妊娠期高血压有辅助治疗作用。

小叮咛 水果含糖量很高，有妊娠期糖尿病的孕妈妈不宜多吃。

冰糖莲子

热量 355 千卡　　脂肪 7 克　　蛋白质 13 克　　碳水化合物 60 克

材料　干莲子 300 克，油 7 克。

配料　碱、冰糖、蜂蜜各少许。

做法　①用热碱水浸泡莲子 1 小时左右，然后用锅刷反复搓刷至莲衣脱尽，温水洗净，切去两头，抽去莲心。②莲子放入盅内，加水，上蒸笼用大火蒸熟取出。③另取一碗，倒少许油，放入蒸熟的莲子，冰糖捣碎撒在上面，棉纸封口再上蒸笼蒸烂；去棉纸，倒出汁，再将蜂蜜浇在莲子上。

功效　莲子含有丰富的蛋白质、无机盐（矿物质）和维生素，有镇静、强心、抗衰老等多种作用，可改善消化不良、缓解妊娠恶心。

 莲子有固涩作用，所以不能与牛奶一同食用，以免加重便秘。

八宝豆腐

热量 562 千卡　　脂肪 30 克　　蛋白质 13 克　　碳水化合物 60 克

材料　豆腐 350 克，鸡蛋清 75 克，鸡胸肉、火腿、虾仁、玉米粒、鲜香菇、胡萝卜、熟核桃仁、青豆各 15 克，牛奶 25 毫升。

配料　水淀粉、香油、盐、植物油各适量。

做法　①鸡肉、香菇、玉米粒洗净，与火腿一起入锅煮熟，除玉米粒外，分别切成丁；胡萝卜洗净切丁，热油炸熟。②豆腐挤汁切丁；豆腐汁内放盐和蛋清，加牛奶、水淀粉、青豆、虾仁、鸡胸肉丁拌匀。③豆腐、豆腐汁、剩余配料一起倒入油锅炒匀，淋上香油即可。

功效　营养价值高，富含蛋白质、脂肪、碳水化合物、维生素及钙、磷、铁等营养成分，口感丰富且易消化，能缓解恶心呕吐。

小叮咛　豆腐可先用沸水焯一下，一可除去异味，二容易保持形整不碎。

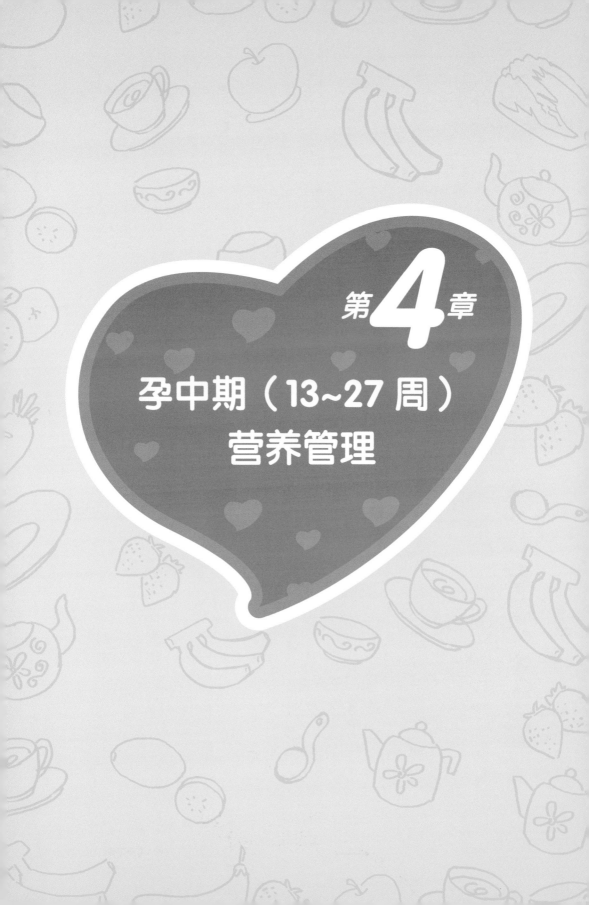

第**4**章

孕中期（13~27 周）
营养管理

应了解的孕产知识

孕中期胎儿的发育

13~16 周
胎儿出现呼吸运动，肝脏开始分泌胆汁，胰腺开始产生胰岛素，大拇指与其他手指开始活动，头皮长出毛发。

17~20 周
出现吞咽、排尿功能，感觉器官进入成长的关键时期，对触压有了感觉，运动增加，可以明显感受到胎儿的胎动。

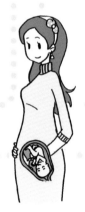

21~24 周
内脏已全部发育，身体各部位比例越加完善，皮肤分出表皮层和真皮层。头发变浓，出现眉毛和睫毛。运动更加准确熟练，会吮吸手指，会弯曲手臂和胳膊。外界的声音可能会惊醒胎儿。

25~27 周

进入大脑发育的高峰期，大脑皮层表面的褶皱和沟回开始形成，处理视觉和听觉信息的那部分大脑开始活动，眼睛能睁开，并能通过大脑感知明暗。肺泡已经发育，如早产可有呼吸。

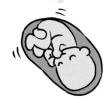

孕中期你的身体变化

难受的早孕反应消失，精力恢复，身体感觉轻松许多。

身体血液供应量增加，可能有发热、鼻塞和容易流汗等现象。

乳房罩杯增加，乳头及乳晕颜色加深。

受到孕激素的影响，头发变多，手、脚指甲生长速度变快。

腹部逐渐凸显，能明显看出怀孕。

可能会有妊娠斑、妊娠纹、瘙痒等皮肤问题。

腹部变大，可能出现尿频、便秘、水肿、腰背疼痛等不适，需要调整生活细节缓解。

体重增加，呼吸急促，要注意休息。

胎动

胎动是胎儿在母亲子宫内的活动，胎动时孕妈妈会感觉到宝宝在腹中拳打脚踢和翻滚，有的还能在肚皮上看到凸起。胎动是有规律的：

一天之中的胎动规律

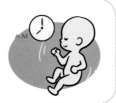
上午 8~12 时胎动均匀

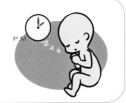
午后 2~3 时胎动最少

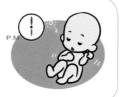
晚上 6 时以后开始逐渐增多

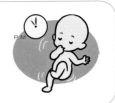
晚上 8~11 时最为频繁

整个孕期的胎动规律

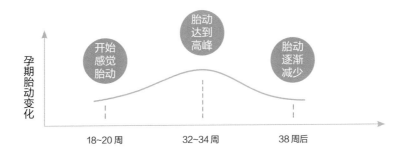

孕期胎动变化

开始感觉胎动

胎动达到高峰

胎动逐渐减少

18~20 周　　32~34 周　　38 周后

计数胎动的方法

胎动对缺氧的反应要比胎心敏感，从胎动消失到胎心消失一般有数小时到 2 天的时间。数胎动就是监测胎儿的安全，因此，孕妈妈要掌握每日计数胎动的方法：每天早、中、晚固定一个最方便的时间，各数一次胎动，每次进行 1 个小时；然后把 3 次数到的数字相加并乘以 4，这就是宝宝 12 小时的胎动数。胎动 30 次或 30 次以上为正常；如果少于 20 次，说明胎儿在子宫内可能有异常；如果少于 10 次，则提示胎儿在宫内缺氧。

这是一个既简单又经济实惠的监测胎动的方法，既不需每天到医院去，也不需要使用任何仪器，无论是在家中还是上班都可进行。孕期妈妈应坚持每天数胎动，如有不良感觉，马上去医院检查。

胎动记录表

日期 （1）	时段 （2）	时间 （3）	每次胎动次 （4）	12 小时胎动次数 （5）= $\sum$(4) × 3
	早			
	中			
	晚			
	早			
	中			
	晚			
	早			
	中			
	晚			

孕中期饮食原则

孕中期胎儿快速生长发育，关注和监测体重变化，并据此调整饮食方案，保证体重合理增加，是孕中期妈妈营养管理的重要原则。

定期监测体重，根据每周增重情况调整饮食

孕中期开始，孕妈妈的体重进入快速增长时期，增加体重构成包括：胎儿、胎盘、羊水、子宫、乳腺和血液等。如果孕妈妈从食物中摄入的能量和蛋白质超过孕育胎儿所需，就可能引起体重过多增长，增加妊娠期糖尿病和生出巨大儿的风险；反之，则不能保证胎儿生长发育的需要。因此，进入孕中期后孕妈妈要根据自己孕前体重指数BMI来控制每周体重增重，标准体重的孕妈妈每周增重大于0.5千克或低于0.3千克，就要调整膳食、减少或增加每天的能量摄入。

孕期体重增长参考

分类	16 周后每周合理增重（千克）	整个孕期增重范围（千克）
低体重 BMI < 18.5	0.5	12.5~18
标准体重 BMI=18.5~23.9	0.42	11.5~16
超重 BMI=24~27.9	0.28	7~11.5
肥胖 BMI > 28	0.22	6~9

增加富含蛋白质、钙、铁的食物摄入

孕中期胎儿生长发育加快，对优质蛋白的需要增加，《中国居民膳食营养素参考摄入量》建议孕中期妈妈每天增加蛋白质 15 克。鱼、蛋、瘦肉中的优质蛋白质含量高，其中鱼类除提供蛋白质外，还含有对胎儿脑细胞和视神经发育有促进作用的花生四烯酸（ARA）、二十二碳六烯酸（DHA）、ω-3 多不饱和脂肪酸等营养物质；蛋类中，除蛋白质外的其他营养成分，如卵磷脂、维生素 A 和维生素 B_2 也都是胎儿生长发育不可缺少的。所以进入孕中期后，孕妈妈最好每天增加 50~100 克的鱼、禽、蛋、瘦肉，其中鱼类最好每周 2~3 次，鸡蛋每天 1 个。

孕中期是胎儿骨骼生长的关键期，钙需要量明显增加，胎儿每日需沉积至少110 毫克的钙，《中国居民膳食营养素参考摄入量》建议，孕中期妈妈钙的适宜摄入量为 1000 毫克 / 天，孕晚期为 1200 毫克 / 天。这样孕妈妈才不至于因满足胎儿的钙需要，导致自身骨骼中的钙被大量消耗，引发产后骨密度降低。因此从孕中期开始，孕妈妈每天饮食补充 700 毫克左右的钙外，还应至少喝 250 毫升的牛奶，才能满足需要。

怀孕 6~8 周后血容量开始增加，32~34 周达到高峰，大约增加了 1450 毫升，其中血浆的增加量多于红细胞的增加，这种生理性血液稀释，使孕妈妈成为缺铁性贫血的高危人群，发生率高达 30%。因此，孕中期要多摄入含铁丰富的动物性食物，并多食维生素 C 含量丰富的蔬菜、水果促进铁的吸收。

富含钙的食品

牛奶和奶制品　　虾米和小鱼　　　豆腐　　　　骨头汤　　紫甘蓝和花椰菜

多吃蔬菜水果，补充多种维生素

维生素是人体不可缺少的营养元素，对维持和调节人体正常生理功能和代谢有很大作用，维生素不足或过量都不利于孕妈妈和胎儿健康。孕期通过食物补充维生素远胜药物，因为食物中的维生素是天然的，按照一定比例存在的，而且相比谷类、肉类等食物，蔬菜、水果不仅含有能满足孕期需要的大量的维生素和无机盐（矿物质），还富含体积大、能量密度低的水分和膳食纤维，通过蔬菜、水果补充维生素时容易有饱腹感，可避免食物摄入量增加引起体重过度增长，利于孕期体重控制。需要提醒的是，蔬菜和水果各有其营养价值，不能相互代替，进入孕中期后每天至少应吃 300~500 克蔬菜，200~400 克水果。

饮食均衡，膳食多样化

孕中、晚期一些孕妈妈自己体重增加不少，但是宝宝体重却不足。导致这种情况的原因很多，其中孕妈妈摄取了过多高热量食物、饮食不均衡是最为常见的因素。因此，孕妈妈选择食物时，要尽量多样，并确保食品健康、天然。热量高的油炸食品，如炸鸡腿、炸薯片等，以及含糖量高的甜食、饮料应避免摄入。

Tips 特别提醒

孕中期补充动物性食品宜首选鱼类

鱼肉易于消化并且营养全面，不仅含有钙、铁、锌、碘和磷等无机盐（矿物质），还含有丰富的维生素，每周都吃鱼的话，宝宝出生后患上湿疹的概率会下降三成。鱼中含有的 DHA 和大量的维生素 A，是神经系统和视网膜发育不可或缺的养分。鱼肉优质蛋白含量高，脂肪含量相对较低，选择鱼类可避免动物性食物摄入量增加导致孕期营养过剩，建议每周吃 2~3 次。

3 孕中期营养餐推荐

进入孕中期，孕吐逐渐消失，孕妈妈迎来孕期难得的好胃口。这段时间，胎儿生长发育加快，需要的营养越来越多。所以一日三餐安排既要满足热量和营养的增长需求，又需避免进食过量，体重过快增长。下面3天食谱供妈妈们参考。

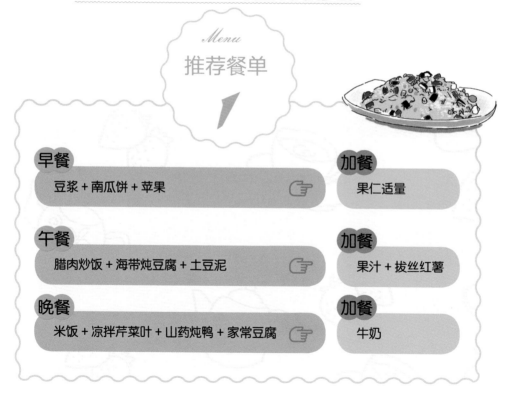

Menu

推荐餐单

1

早餐
豆浆 + 南瓜饼 + 苹果 ☞

加餐
果仁适量

午餐
腊肉炒饭 + 海带炖豆腐 + 土豆泥 ☞

加餐
果汁 + 拔丝红薯

晚餐
米饭 + 凉拌芹菜叶 + 山药炖鸭 + 家常豆腐 ☞

加餐
牛奶

南瓜饼

热量 **1837 千卡**　　　脂肪 **17 克**　　　蛋白质 **34 克**　　　碳水化合物 **387 克**

材料 南瓜 500 克，枣泥 150 克，瓜子仁 30 克，糯米粉 250 克。

配料 白糖、色拉油各适量。

做法 ①南瓜洗净去外皮，上蒸笼蒸熟后捣成泥，加入少许糯米粉拌匀，擀成小圆片。②在小圆片上放上枣泥、瓜子仁、糖，先把馅包好，再捏成小圆饼。③平底锅中加适量油烧热，把小饼放进去烙熟，至两面呈金黄色时，取出装盘即可。

功效 富含无机盐（矿物质）、氨基酸、脂肪、蛋白质、维生素 B_1、维生素 C 等，而且南瓜还富含钴，能促进胰岛细胞合成胰岛素，常吃可防治妊娠期糖尿病。

小叮咛 南瓜蒸熟水分多，和面时可稍微挤出一些水。另外，南瓜泥放凉点再和面，会比较容易成型。

腊肉炒饭

热量 **748 千卡**　　　脂肪 **50 克**　　　蛋白质 **21 克**　　　碳水化合物 **56 克**

材料 米饭 200 克，腊肉 50 克，鸡蛋 1 个，卷心菜适量。

配料 葱花、油、盐、胡椒粉各少许。

做法 ①卷心菜择洗干净，切丁；腊肉切丁；鸡蛋打散。②锅内放油烧热，倒入蛋汁，炒成小块。③锅内另放油，下葱花爆香，加腊肉丁翻炒。④腊肉快熟时，加米饭、卷心菜炒至米饭散开，加盐调味，最后撒上少许胡椒粉即可。

功效 含有脂肪、蛋白质、碳水化合物等，并且烹饪简单，能增加食欲。

小叮咛 如果喜欢腊肉口感软一些，可提前蒸一下。腊肉本身有咸味，炒后会出油，所以油、盐要适量减少。

海带炖豆腐

热量 335 千卡　　　**脂肪 23 克**　　　**蛋白质 17 克**　　　**碳水化合物 15 克**

材料 豆腐 200 克，海带 100 克。

配料 姜、葱各少许，盐、植物油各适量。

做法 ①海带泡发洗净后切成菱形；豆腐切大块，放沸水中煮片刻，捞出晾凉，切成小丁；姜、葱洗净切末。②锅中放油烧热，放入葱、姜末煸香，再放入切好的豆腐和海带，加入清水大火烧沸，再改为小火煮炖，加入盐调味，炖至海带、豆腐入味，出锅即可。

功效 富含蛋白质、脂肪、碘、钙以及维生素等，常食有降低血压、补钙、排除代谢毒物的作用。

小叮咛 海带比较咸，有很多的海盐，所以一定要提前用清水泡出盐分。

土豆泥

热量 323 千卡　　　**脂肪 19 克**　　　**蛋白质 13 克**　　　**碳水化合物 25 克**

材料 土豆 2 个，猪肉少许。

配料 植物油、盐、白胡椒粉各少许。

做法 ①土豆削皮切成小块，猪肉洗净切成小丁。②锅里放油，烧至五成热时，把切好的土豆块和肉丁放到里面翻炒，放盐、胡椒粉和适量清水。③大约煮 10 分钟后，打开锅把土豆块捻成泥状，再接着煮，煮到软烂就可以出锅。

功效 土豆中所含的丰富的钾元素，可以有效地预防妊娠期高血压疾病，常吃土豆还有改善肠胃功能的效果。

小叮咛 如果想省时间可提前煮软土豆。

拔丝红薯

热量 795 千卡　　脂肪 31 克　　蛋白质 10 克　　碳水化合物 119 克

材料 红薯 500 克，熟芝麻 25 克。

配料 植物油、白糖各适量。

做法 ①红薯去皮，切块，用七成热的油把红薯块炸至浅黄。②用 100 克清水煮白糖，并用勺子不断搅动，待白糖起花，放入炸好的红薯块，翻炒均匀，使糖花均匀挂在红薯块上，然后取熟芝麻撒在红薯上，迅速盛盘即可。

功效 含有膳食纤维、维生素以及钾、铁、铜、硒、钙、碘等，常吃红薯能提高机体免疫力，缓解孕期便秘。

小叮咛 红薯块沥干水分后再下锅炸，以免溅油，吃时要趁热，凉了就弄不动了。

凉拌芹菜叶

热量 223 千卡　　脂肪 15 克　　蛋白质 9 克　　碳水化合物 13 克

材料 芹菜叶 400 克，鸡蛋 1 个。

配料 生抽、醋、盐各适量，姜末、蒜末、香油各少许。

做法 ①鸡蛋打散后摊成薄饼，切成小方块；芹菜叶焯水后放入凉水中冲洗，然后沥干。②芹菜叶和鸡蛋片混合，放入姜末、蒜末、生抽、醋、香油、盐拌匀即可。

功效 富含蛋白质、无机盐（矿物质）、维生素等营养物质，据营养学家测试芹菜叶中的营养成分远远高于芹菜茎，此菜有调节血压、预防妊娠高血压的作用。

小叮咛 芹菜叶焯水时间要短，否则太软会影响口感。

山药炖鸭

热量 276 千卡　　脂肪 4 克　　蛋白质 40 克　　碳水化合物 20 克

材料 鸭肉 250 克，山药块 100 克。

配料 葱段、姜片、八角、花椒、香叶、陈皮、黄酒、冰糖、盐、胡椒粉、葱花各适量。

做法 ①鸭肉洗净切块，入冷水煮开后捞出，冷水冲洗 2~3 次。②锅中另加水，放鸭肉块、山药块、葱段、姜片、八角、花椒、香叶、陈皮、黄酒，大火烧开后转用小火炖 50 分钟。③加盐、少许冰糖，再炖 10 分钟，加胡椒粉和葱花出锅。

功效 鸭肉富含钾、硒，可预防高血压；山药补脾、润肺、补肾，与鸭肉同食，可消除油腻，还可很好地补肺。

 不喜欢油腻的话，可以把鸭皮去掉。

家常豆腐

热量 543 千卡　　脂肪 35 克　　蛋白质 43 克　　碳水化合物 14 克

材料 豆腐 300 克，熟肉片 100 克，木耳少许。

配料 葱段、酱油、白糖、料酒、高汤、水淀粉、香油、植物油各适量。

做法 ①豆腐切厚片，入油锅炸至金黄色，捞出沥油。②炒锅留油，下葱段煸味，加肉片、木耳翻炒，再放入豆腐片、酱油、白糖、料酒和高汤，焖至入味，最后用水淀粉勾芡，滴入香油增味即可出锅。

功效 富含蛋白质及碘、钾等无机盐（矿物质），且豆腐含有人体必需的 8 种氨基酸，营养价值较高，有助于胎儿的生长发育。

 高汤可稍稍没过豆腐，因为豆腐一定要慢火烧透才入味。

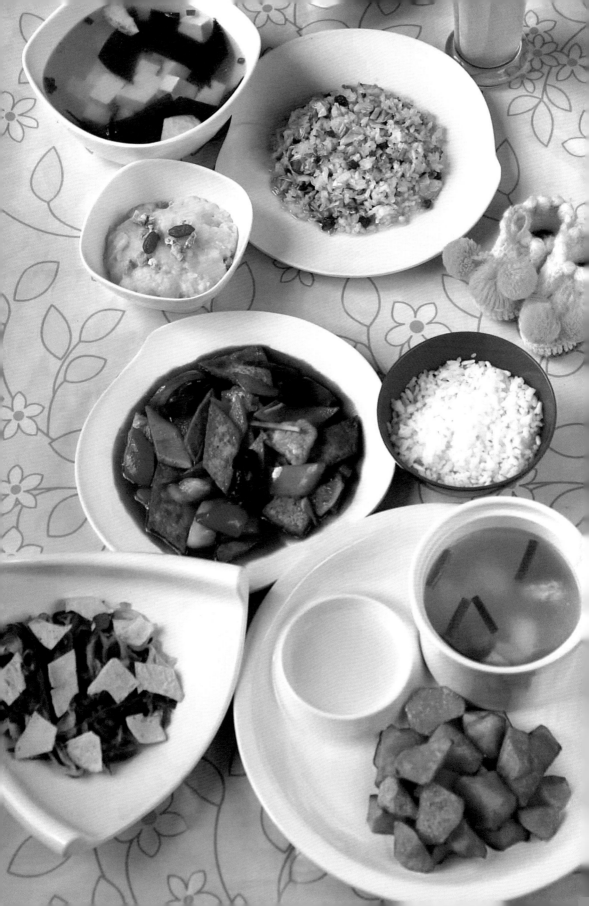

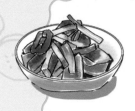
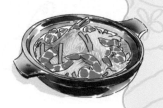

早餐

猪肝粥 + 鲜肉包 + 橙子

加餐

核桃适量

午餐

米饭 + 铁板牛柳 + 干煸豆角

+ 菠菜鸭血汤

加餐

果汁

+ 老婆饼

晚餐

海鲜粉丝煲 + 青红豆腐干

+ 鲜菇熘芥菜 + 三色蛋

加餐

牛奶

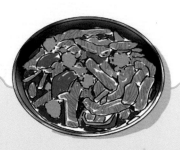
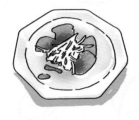
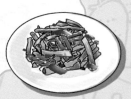

猪肝粥

热量 **698 千卡** | 脂肪 **18 克** | 蛋白质 **46 克** | 碳水化合物 **88 克**

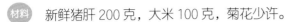

材料 新鲜猪肝 200 克，大米 100 克，菊花少许。

配料 姜汁、姜丝、植物油、米酒、盐、糖、胡椒粉各适量。

做法 ①猪肝冲洗 15 分钟左右，沥干水分切片。②切好的猪肝片加入姜汁、植物油、米酒、盐、糖、胡椒粉拌匀，稍腌渍。③大米淘净，入锅熬煮成粥，放入姜丝和腌好的猪肝，煮熟后调味，放上菊花，稍煮即可。

功效 含铁丰富，还富含蛋白质、卵磷脂和磷、锌、铜等，适宜气血虚弱、面色萎黄、缺铁性贫血的孕妈妈食用。

小叮咛 刚买回的新鲜猪肝不要马上烹调，要用水龙头反复冲洗，切片后最好先放在淡盐水中浸泡 30 分钟，反复换水至水清，以彻底清除滞留的肝血和胆汁中的毒物。

铁板牛柳

热量 **806 千卡** | 脂肪 **10 克** | 蛋白质 **49 克** | 碳水化合物 **130 克**

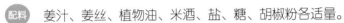

材料 牛柳、西蓝花块、洋葱丝、豆豉各 150 克，鸡蛋 1 个。

配料 料酒、老抽、糖、盐、清汤、姜末、蒜末、香菜末、青红椒末、面粉、植物油各适量。

做法 ①锅内加入少量油，放姜末、蒜末、香菜末、豆豉、面粉、青红椒末、糖、盐炒香，加适量清汤拌匀成酱汁。②牛柳顶刀切厚片，加料酒、老抽、鸡蛋、植物油拌匀，放冰箱腌渍 3 小时。③锅内加油烧热，放牛柳滑炒熟。④铁板烧热，放洋葱丝、西蓝花块和牛柳，浇上酱汁。

功效 含有丰富的蛋白质、碳水化物、钙、磷、铁、胡萝卜素等，是孕期的补益佳品。

小叮咛 牛柳下锅时，油温不要低于六成，要勤搅动，使其受热均匀，但翻炒牛柳不宜过久，以免影响滑嫩的口感。

菠菜鸭血汤

热量 75.6 千卡　　脂肪 0.4 克　　蛋白质 9 克　　碳水化合物 9 克

材料 鸭血 50 克，菠菜 60 克，枸杞 10 克。

配料 盐、高汤各适量。

做法 ①菠菜洗净，切成段；鸭血切成片；枸杞泡发，洗净。②锅内放高汤，烧沸后，下鸭血、枸杞，炖煮，快熟时放入菠菜，加盐调味后再煮片刻，即可。

功效 富含铁，有补血、明目、润燥功效，可有效预防孕产期贫血症状。

 菠菜最好在沸水中先焯 1 分钟，除去其中的草酸。

老婆饼

热量 3873 千卡　　脂肪 185 克　　蛋白质 68 克　　碳水化合物 484 克

材料 中筋面粉 500 克，生油 165 克。

配料 糯米粉、黄油、白糖、枸杞、葡萄干、蛋黄液、水、黑芝麻各适量。

做法 ①面粉一半，生油 40 克，水 100 克揉成面团，醒 10 分钟。②面粉另一半，生油 125 克，揉成面团，包上前面的面团擀叠 3 次，卷成长条，下剂。③糯米粉、白糖、黄油、枸杞、葡萄干拌匀成馅。④剂子擀皮包馅，揉成圆形，撒黑芝麻，按压成扁圆，摆盘；牙签扎小孔，刷蛋黄液，置烤箱 180℃烤熟。

功效 富含蛋白质、碳水化合物、维生素和钙、铁、磷、钾、镁等，适合用做孕妈妈的饭后点心。

① 擀面的整个过程中力道要均匀，千万不能将面皮擀破，否则使水油面团与油酥面团和在一起，就会失去层次感！

② 热量高，不宜多食，每日 1~2 个为宜。

③ 不适合妊娠糖尿病的准妈妈。

海鲜粉丝煲

热量 **376 千卡**　　脂肪 **16 克**　　蛋白质 **15 克**　　碳水化合物 **43 克**

材料　虾仁、蛤蜊各 100 克，粉丝 50 克。

配料　姜、葱、盐、蚝油、米酒、胡椒粉、植物油各适量。

做法　①蛤蜊入水，加少许盐，使其吐沙；粉丝清水浸泡 20 分钟，捞出备用；虾仁挑去沙线洗净；姜切片；葱切段。②锅内加油烧热，下葱段、姜片爆香，放蛤蜊、虾仁翻炒，烹入米酒，淋蚝油，撒胡椒粉，加盖焖 2 分钟，再放粉丝，煮至粉丝熟透，加盐调味。

功效　富含蛋白质、钙、铁、锌、碘和碳水化合物等营养成分，能满足孕期营养需要。

小叮咛　这道菜的关键是粉丝泡发，可先用 40℃左右的温水泡软后，剪短成喜欢的长度，再下锅。

青红豆腐干

热量 **475 千卡**　　脂肪 **19 克**　　蛋白质 **42 克**　　碳水化合物 **34 克**

材料　豆腐干 250 克，大蒜叶、青红柿子椒各少许。

配料　盐、香油、酱油、淀粉各适量。

做法　①豆腐干切片，青红柿子椒切圈，大蒜叶切段。②锅内加水煮开，豆腐干入水焯一下捞出控水。③炒锅加油烧热，下豆腐干、青红椒、大蒜叶煸炒，加入配料翻炒均匀，最后淋上香油即可。

功效　富含蛋白质、钙等，可健脾开胃，能促进孕妇食欲，减缓孕吐症状。

小叮咛　焯豆腐干时，可以撒少许盐，让豆腐更入味。

鲜菇熘芥菜

热量 721 千卡　　脂肪 49 克　　蛋白质 56 克　碳水化合物 14 克

材料 鲜香菇 3 朵，芥菜心 300 克，葱 50 克。

配料 盐、高汤、水淀粉、植物油、香油各少许。

做法 ①香菇洗净，入开水中煮至断生，切成斜片；芥菜心洗净，削成叶片状；葱洗净，切成末备用。②锅中加油烧热，下入葱末爆香；加一杯高汤，放入芥菜心、香菇、盐煮熟，水淀粉勾芡，最后淋上香油即可出锅。

功效 富含蛋白质、香菇多糖以及多种氨基酸、维生素，有补肝肾、健脾胃之功效，对于预防孕期感冒等疾病也有一定帮助。

小叮咛 鲜香菇炒软会出汤，因此加高汤时不宜太多。

三色蛋

热量 748 千卡　　脂肪 50 克　　蛋白质 21 克　　碳水化合物 56 克

材料 鸡蛋、皮蛋、咸鸭蛋各 3 个。

配料 盐少许。

做法 ①皮蛋、咸鸭蛋各切成小丁，打入鸡蛋白，再加入盐拌匀，倒入铺有玻璃纸的模具中，放进蒸具中蒸至九成熟（约 7 分钟）取出。②再倒入打散的鸡蛋黄蒸至全熟（约 3 分钟），取出放凉切片即可。

功效 含有丰富的卵磷脂、蛋黄素以及钙、磷、铁、镁、维生素，可润肺利咽、清热解毒，是孕期极佳的滋补食品。

小叮咛 皮蛋在沸水中先煮 5 分钟，让蛋黄凝固再切，成品会比较美观；混合蛋白、咸蛋和皮蛋时要少搅拌，以免影响成品的颜色；搅打蛋白和蛋黄时要减少起泡，或用滤网过滤蛋液，这样蒸好时才会平整无孔洞；另外，蒸的时候，锅盖不要盖严，放根筷子留些缝隙，也可减少孔洞。

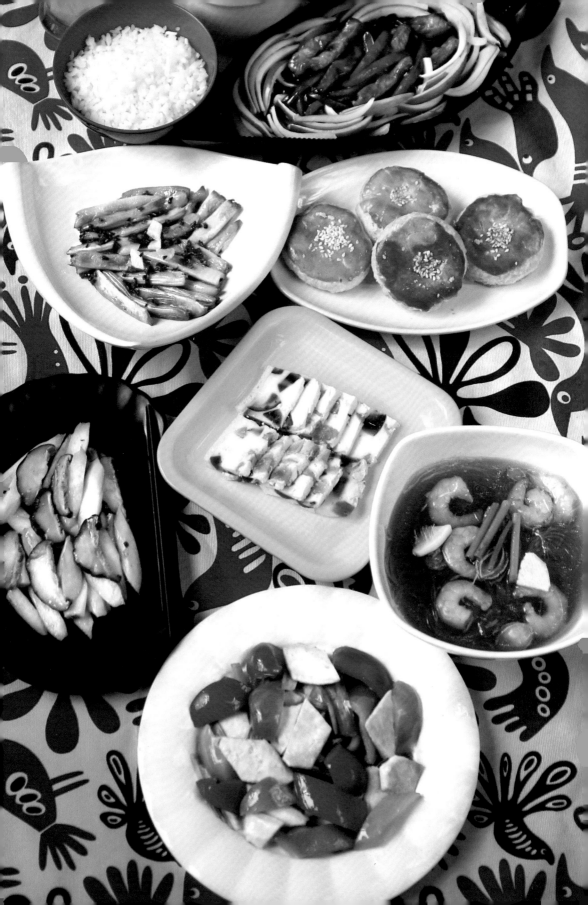

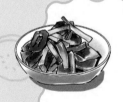

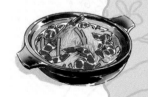

早餐

什锦粥 + 鲜肉包 + 橙子

加餐

腰果适量

午餐

米饭 + 五彩鸡块 + 丝瓜汤
+ 凉拌海带

加餐

果汁
+ 蛋糕

晚餐

金银饭 + 核桃鳕鱼 + 清炒油麦菜
+ 番茄鸡蛋汤

加餐

牛奶

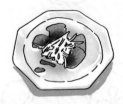

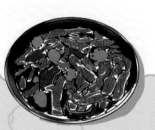

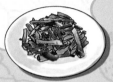

什锦粥

热量 **592 千卡**　　脂肪 **4 克**　　蛋白质 **33 克**　　碳水化合物 **106 克**

材料 大米 100 克，鸡脯肉、绿豆各 50 克。

配料 盐、胡椒粉各适量。

做法 ①鸡脯肉切丁，加盐腌 5 分钟；绿豆放清水中浸泡。②大米淘洗干净后，和绿豆一起入锅，加适量清水煮开；转小火煮至九成熟时，加鸡肉丁，煮至熟烂，再加少许胡椒粉、盐调味即可。

功效 含丰富的蛋白质、碳水化合物及多种维生素，对减轻早孕反应、产后瘦身美容等有很好的作用。

小叮咛 煮粥时，水开后再倒入淘好的大米和绿豆，这样米和豆里外温度不同，容易绽开，粥更易熬黏稠。

五彩鸡块

热量 **521 千卡**　　脂肪 **25 克**　　蛋白质 **60 克**　　碳水化合物 **14 克**

材料 鸡脯肉 300 克，土豆、青红柿子椒各 1 个，番茄 3 个。

配料 植物油、盐、五香粉、料酒各适量。

做法 ①鸡脯肉洗净切块，放盐、五香粉、料酒腌渍；番茄开水烫过后去皮，切碎入锅熬成酱；土豆去皮洗净，切小块；青红柿子椒洗净，去蒂切菱形。②炒锅放油烧热，下鸡块滑炒至八成熟盛出。③原锅留底油，放土豆块煸至八成熟，下鸡块，加水焖熟，倒入番茄酱、青红柿子椒翻炒片刻出锅。

功效 鸡肉蛋白质含量高，还含钙、磷、铁、镁、钾、钠及维生素等营养成分，特别是柿子椒富含维生素 C，这道菜不但营养丰富，还健脾开胃，能增进食欲。

小叮咛 青椒煮的时间长了会变黄，所以最后再放。

丝瓜汤

热量 **219 千卡**　　脂肪 **15 克**　　蛋白质 **13 克**　　碳水化合物 **8 克**

材料 丝瓜 200 克，鸡蛋 2 个。

配料 香油、盐、植物油各少许。

做法 ①丝瓜去皮、洗净，切成滚刀片；鸡蛋打入碗内，搅拌均匀。②炒锅放火上，加入植物油，热后倒入丝瓜片，煸炒片刻后放入盐，然后加适量清水，水开后，倒入鸡蛋液，加入香油即可。

功效 富含蛋白质、碳水化合物、钙、磷、铁、钾等，且丝瓜中含防止皮肤老化的 B 族维生素、美白皮肤的维生素 C 等成分，能保护皮肤，对预防消除妊娠斑和妊娠纹十分有益。

小叮咛 丝瓜要选择硬的，而不是软的，软的不新鲜，且难去皮。另外，煮丝瓜的时候不要盖盖子，盖盖子丝瓜容易变黄。

凉拌海带

热量 **93 千卡**　　脂肪 **5 克**　　蛋白质 **3 克**　　碳水化合物 **9 克**

材料 海带 250 克。

配料 红柿子椒丝、香菜各少许，蒜末、醋、香油、盐各适量。

做法 ①海带洗净，切成长约 3 厘米的细丝，入沸水焯一下，捞出后盛入碗中，加蒜末、香油、醋、盐拌匀。②香油入锅烧热，投入红柿子椒丝略炒，浇在海带丝上，撒上香菜即可。

功效 富含维生素、钙、铁、碘、镁等，具有降低血压、利尿消肿的作用，对妊娠水肿、妊娠高血压疾病、妊娠糖尿病等有辅助疗效。

小叮咛 凉拌时可选海带的稍薄部分，这样容易入味，还可再加少许糖提味，糖能中和醋的寡酸味，让口感更柔和。

金银饭

热量 808 千卡　　脂肪 4 克　　蛋白质 23 克　　碳水化合物 170 克

材料　大米 150 克，小米、红薯各 100 克。

配料　水适量。

做法　①大米、小米淘洗干净，红薯去皮切成小方块。②锅内加适量清水，下大米、小米，大火烧开后转小火慢熬，待米饭七八成熟时，下入切好的红薯块，焖熟即成。

功效　富含碳水化合物及膳食纤维，且大米、小米和红薯混合能提高彼此植物蛋白质吸收率，孕期食用十分有益。

小叮咛　喜欢吃软糯口感的红薯的话，可在米饭四五成熟时就下红薯块。

核桃鳕鱼

热量 363 千卡　　脂肪 7 克　　蛋白质 74 克　　碳水化合物 1 克

材料　鳕鱼 400 克，核桃仁 2 个。

配料　葱丝、姜丝、红柿子椒丝、盐、料酒各适量。

做法　①鳕鱼洗净；核桃仁切成碎末。②鳕鱼放盘内，铺葱丝、姜丝、红柿子椒丝，再撒核桃末，放入锅中隔水大火蒸约 10 分钟。③把盐和料酒加在蒸好的鳕鱼上，再用大火蒸 4 分钟，取出即可。

功效　富含蛋白质、维生素 A、维生素 D、钙、镁、硒等，且鳕鱼中含有丰富的不饱和脂肪酸，对心血管系统有很好的保护作用，有利于预防妊娠高血压疾病。

小叮咛　切核桃碎时，可将核桃仁装在保鲜袋里，再用擀面杖进行按压，这样会容易压碎。核桃碎做得多，可放在密封罐里保存，做凉拌菜或者熬粥时撒一点，既美味又营养。

清炒油麦菜

热量 151 千卡　　　脂肪 11 克　　　蛋白质 3 克　　　碳水化合物 10 克

材料 油麦菜 300 克。

配料 植物油、蒜末、盐、白糖各少许。

做法 ①油麦菜洗净，切成小段。②炒锅大火烧热，加蒜末煸出味，下油麦菜快速翻炒，加盐和少许白糖，翻炒几下，起锅即可。

功效 富含维生素、钙、铁、镁、蛋白质等营养成分，对提高孕期免疫力、控制体重、降低胆固醇十分有效。

小叮咛 油麦菜炒的时间不能过长，断生即可，否则会影响成品脆嫩的口感和鲜艳的色泽。

番茄鸡蛋汤

热量 251 千卡　　　脂肪 15 克　　　蛋白质 19 克　　　碳水化合物 10 克

材料 鸡蛋 3 个，番茄 2 个。

配料 姜片、盐各少许。

做法 ①番茄洗净切成块，鸡蛋打入碗中搅匀。②锅中加适量水，放入生姜 2 片煮开。③水开后放番茄块，再开转小火将鸡蛋倒入，加盐调味即可。

功效 富含多种维生素、蛋白质、番茄红素及钙、磷、钾、镁、铁、锌、铜、碘等，营养丰富且烹饪简单。

小叮咛 番茄红素遇光、热和氧气容易分解，烹调时应避免长时间高温加热，以保留更多的营养成分。

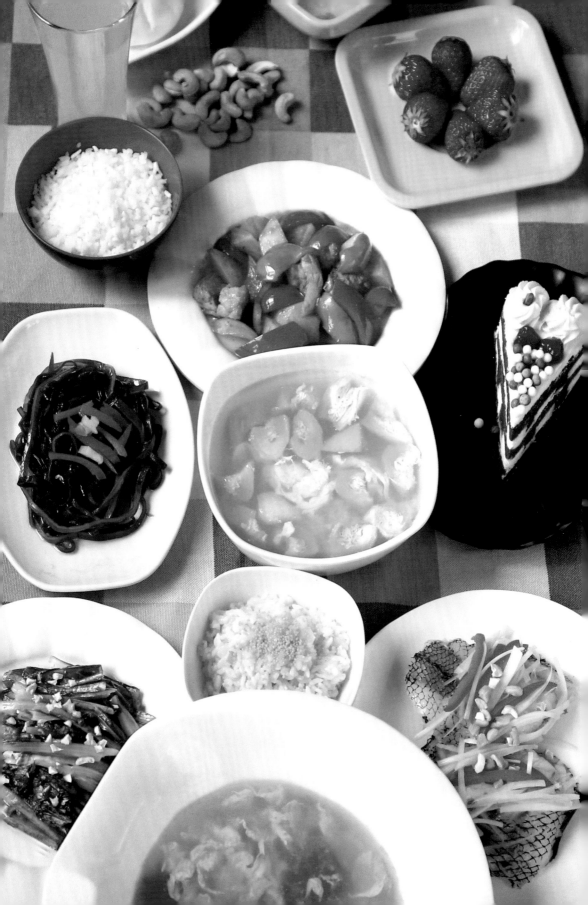

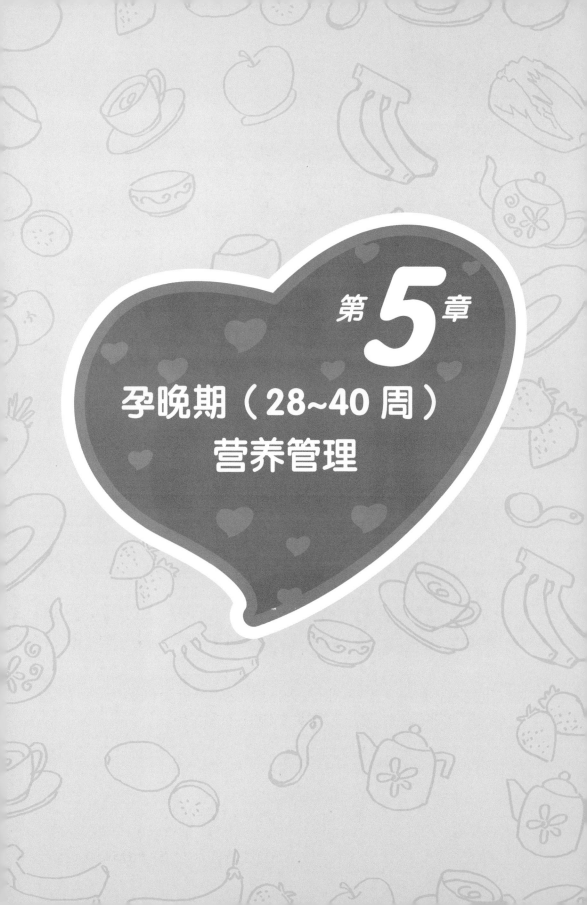

第**5**章

孕晚期（28~40周）
营养管理

应了解的孕产知识

孕晚期胎儿的发育

28~32 周

胎儿内脏器官近乎完全形成，肺和胃肠功能接近成熟，具备一定的呼吸和消化功能。如果此时出生，护理得当可以存活。胎儿越来越大，子宫相对地变小了，前期非常活跃的胎动现在明显减少。

33~36 周

胎儿的皮下脂肪已能调节出生后的体温；内脏功能发育成熟，能适应子宫外的生活；头部朝下进入骨盆。

37~40 周

胎儿内脏、肌肉、神经等发育成熟，具备在母体外生活的条件。肺部是最后成熟的器官，要等胎儿出生后，肺泡扩展才能开始呼吸活动。除头骨外，胎儿大部分的骨头都在变硬，分娩时柔软且未完全闭合的头骨，使胎儿更容易通过狭窄的产道。

孕晚期妈妈的身体变化

● 胸口憋闷、呼吸不畅

孕晚期子宫增大至横膈膜处，挤压到肠、胃、心、肺、膀胱等内脏，所以孕妈妈会感到胸口憋闷，吃下食物不易消化。但34周后情况就会缓解，因为随着预产期的临近，胎儿头部会降至骨盆，孕妈妈会感觉呼吸和进食又轻松了。

● 胎动减少，体重增加停止

38周后，随着胎儿发育成熟，胎位相对固定，孕妈妈会感觉胎动没有之前那么明显了。体重增加也开始变慢，甚至不再增加。日常生活中要注意观察胎动，如持续12小时仍然感觉不到胎动或觉得胎动异常，则应马上接受医生诊断。

● 腰背酸痛

怀孕后，绝大多数孕妈妈都有腰痛的感觉。越接近预产期，孕妈妈的腰腹部酸痛感越明显，这是因为孕晚期胎儿的增大使盆腔压力和背部、腰部的肌肉压力增加，加上身体激素作用又使连接骨盆的耻骨韧带渐渐松弛，所以孕晚期腰背疼痛很常见。

● 阴道分泌物增多

进入孕晚期，孕妈妈阴道分泌物会增多，随着预产期的接近，宫颈血液供应量日渐增加而且变软，子宫和阴道趋于软化，容易伸缩，以方便胎儿通过产道。如果阴道分泌物颜色发生改变，并伴随疼痛的话，则一定要及时去医院。

● 尿频

孕晚期随着子宫变大，膀胱会受到压迫。预产期接近，胎儿头部下降，进一步增加了骨盆和膀胱的压力。因此，孕妈妈会感觉小便次数明显增加，有时咳嗽、打喷嚏甚至大笑都会导致尿液流出。

● 假性阵痛

临近预产期，孕妈妈时常感觉腹部会有收缩疼痛，但与临产前的阵痛相比，持续时间短（不超过30秒）、间歇时间长、不规律，疼痛时强度也不会增加，起来走一走或躺一会儿疼痛的感觉就会消失。需要提醒的是，如果疼痛有规律，且强度越来越大，就要尽快去医院。

2 孕晚期饮食原则

孕晚期是胎儿的最后生长时期，也是孕妈妈基础代谢增长的高峰期，此时营养摄入要适量，以免营养过剩，导致分娩时难产。

孕晚期不宜大吃大喝

进入孕晚期，离分娩越来越近，此时胎儿能量需求达到高峰，加上孕妈妈需要为分娩和哺乳储备营养，孕妈妈食量增加是很正常的，但那种认为怀孕后期就要多吃，让胎儿更大的想法是非常不科学的。孕晚期进食过多，极易导致营养过剩，使孕妈妈体重超出正常的范围。这不仅会引发妊娠期高血压、妊娠期糖尿病等并发症，也会增加孕育巨大儿的概率，造成分娩困难，导致难产。所以，更为合理可行的方法是根据孕晚期产检时宝宝的发育情况，如是否良好、是否存在偏大偏小等；同时结合自己的情况，包括身体胖瘦、工作量的大小等，合理安排饮食，进行营养管理，尽量保证扩大营养物质摄取的同时，避免热量供给过剩。

> **Tips** 　　　　　**特别提醒**
>
> 　　孕晚期，子宫膨大压迫胃，使胃动力受到影响，可以每天少食多餐，以减轻消化道负担，促进营养吸收。

合理补充营养素

每天增加蛋白质 20 克

孕晚期，孕妈妈不仅要保证胎儿身体发育的营养需要，还要为产后泌乳准备营养和能量，所以《中国居民膳食营养参考摄入量》建议孕晚期每天增加蛋白质 20 克。禽蛋、鱼类不但含丰富的蛋白质，还含有促进心血管健康的镁元素和牛磺酸；大豆富含植物蛋白质，还能降低胆固醇、保护心脏和血管；奶或奶制品含丰富的蛋白质，同时又是钙的良好来源，孕妈妈宜在饮食中增加这几类食物的摄入量。

补充维生素和纤维素

孕晚期需要充足的水溶性维生素，尤其是维生素 B_1，如果缺乏，则容易引起呕吐、倦怠，并在分娩时子宫收缩乏力，导致产程延缓。另外，孕晚期激素变化加上子宫增大的压迫，胃肠蠕动减少，容易出现便秘，宜在饮食中增加富含膳食纤维的食物，如蔬菜、水果和粗粮等。

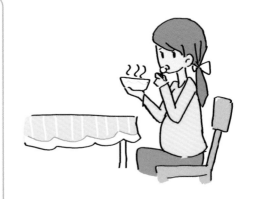

补充脂肪酸和 DHA

孕晚期是胎儿大脑细胞增殖的高峰期，供给充足的必需脂肪酸和 DHA 是满足大脑和眼睛发育的必要条件。鱼肉中 DHA 含量较高，孕妈妈应每周进食两三次。

多吃富含
无机盐（矿物质）的食物

孕妈妈要多吃无机盐（矿物质）含量丰富的食物，特别是含铁和钙丰富的食物。钙能促进胎儿的骨骼和牙齿发育，缺铁则会导致胎儿贫血。

多吃促进乳房发育的食物

母乳营养丰富、容易吸收，还含有能增强宝宝身体免疫力的物质，是新生宝宝的最佳食物。如果产后乳汁分泌充分且顺利，产后实现母乳喂养就很容易。为此从孕晚期开始，孕妈妈就应进行乳房保养，其中多吃有益乳房发育的食物，促进乳房第二次发育是一项重要的保养措施。

有益乳房发育的食物

食物种类	功效
大豆	大豆和由大豆加工而成的食品中含有异黄酮，这种物质能够降低女性体内的雌激素水平，减少乳房不适。
银耳、黑木耳、香菇等菌类	能增强人体免疫功能，预防乳腺癌。
海带	缓解乳腺增生，降低乳腺增生的风险。
坚果	含有丰富的维生素 E，能让乳房组织更富有弹性。
鱼类及海产品	有保护乳腺的作用。
牛奶及乳制品	有益于乳腺保健。
玉米	能促进乳房丰满。

3 孕晚期营养餐推荐

孕晚期由于胎儿增长、子宫压迫胃部，往往吃较少的食物就有饱腹感，并且消化能力会受影响，因此安排一日三餐时，在均衡营养的前提下，应清淡可口、易消化。下面 3 种饮食搭配可供孕晚期妈妈们参考。

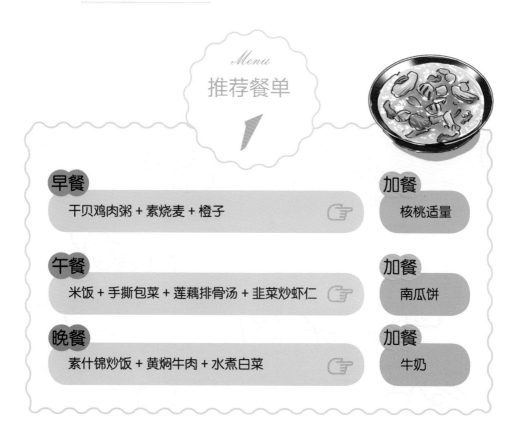

Menu

推荐餐单

早餐

干贝鸡肉粥 + 素烧麦 + 橙子 ☞

加餐

核桃适量

午餐

米饭 + 手撕包菜 + 莲藕排骨汤 + 韭菜炒虾仁 ☞

加餐

南瓜饼

晚餐

素什锦炒饭 + 黄焖牛肉 + 水煮白菜 ☞

加餐

牛奶

干贝鸡肉粥

热量 665 千卡　　脂肪 5 克　　蛋白质 35 克　碳水化合物 120 克

材料 大米 150 克，干贝 25 克，鸡脯肉 50 克，香菜少许。

配料 香油、姜汁、葱花、盐各适量。

做法 ①干贝洗净用温水泡软；鸡脯肉洗净，切小方丁；大米淘洗干净；香菜择洗净，切末。②锅内加适量清水烧开，下鸡丁、干贝、葱花、姜汁，煮 20 分钟后加大米，改用小火，熬煮成粥，加盐调味，淋上少许香油，撒上香菜末即可。

功效 富含蛋白质、脂肪、碳水化合物、维生素 A、钙、钾、铁、镁、硒等营养成分，易消化，还有滋阴补肾的作用，是一款美味的孕晚期滋补粥。

小叮咛 泡发干贝的水可以留做烧菜的汤汁，味道非常鲜美。

素烧麦

热量 1003 千卡　　脂肪 23 克　　蛋白质 24 克　碳水化合物 175 克

材料 小麦粉 200 克，土豆、胡萝卜各 100 克。

配料 葱花、姜末、盐、白糖、植物油各适量。

做法 ①小麦粉用开水烫熟，揉成面团；土豆、胡萝卜去皮入蒸笼蒸烂，捣成泥。②炒锅加油烧热，下葱花、姜末爆香，加土豆泥、盐、白糖炒制成馅；胡萝卜泥加盐拌匀。③面团擀成面皮，包入土豆泥馅，顶部放胡萝卜泥，入蒸笼蒸 5 分钟即可。

功效 富含蛋白质、维生素、脂肪、碳水化合物和膳食纤维，能改善肠胃功能，对便秘有一定的疗效。

小叮咛 和面的时候要用开水，最好先用筷子拌，边拌边加水，等温度适中了，再用手和匀，千万别烫到手。

手撕包菜

热量 166 千卡　　脂肪 10 克　　蛋白质 2 克　　碳水化合物 17 克

材料 包菜 200 克。

配料 植物油、蒜片、花椒、白醋、酱油、盐、味精、香油、糖各少量。

做法 ①包菜热水焯烫，沥干水分待用。②锅内热油爆香蒜片、花椒；放包菜，加白醋翻炒。③加入少许酱油、盐和糖调味。④出锅前加味精和香油提味即可。

功效 含丰富的维生素 C、维生素 E、β－胡萝卜素、叶酸等，可提高免疫力、预防感冒、增进食欲、促进消化，并能预防产后便秘和贫血。

小叮咛 包菜最好用手撕而不是用刀切成小块，而且全程大火爆炒，更容易保持口感爽脆。

莲藕排骨汤

热量 764 千卡　　脂肪 52 克　　蛋白质 41 克　　碳水化合物 33 克

材料 莲藕 200 克，排骨 300 克，红枣 3 枚。

配料 香葱末、姜片、盐、料酒、植物油各适量。

做法 ①将排骨切成 4 厘米长的段，莲藕切成滚刀块。②锅放油烧至九成热，下香葱末、姜片炒香，倒入排骨段翻炒，烹入料酒炒出味。③炒好的排骨段倒入砂锅，加适量开水，放莲藕块、红枣，大火烧开，改用小火炖 3 小时，加香葱末、盐调味即可。

功效 富含钙、碳水化合物、磷、铁及多种维生素，可健脾开胃、补肾养血，有预防贫血的作用。

小叮咛 藕眼里如果有太多泥沙是很难清洗干净的，所以购买莲藕时要选择两端藕节均完整的，这样藕眼里才不会有泥沙。

韭菜炒虾仁

热量 273 千卡　　脂肪 17 克　　蛋白质 24 克　　碳水化合物 6 克

材料　虾仁 200 克，韭菜 150 克。

配料　植物油、盐各适量。

做法　①虾仁去沙线，洗净；韭菜择洗干净后，切成段。②炒锅放适量植物油，烧至六成热时，放入虾仁煸炒，加入适量盐调味，将熟时放韭菜段，炒匀即可。

功效　富含蛋白质和钙、钾、碘、镁、磷及维生素 A 等，可补肾益阳，能增进胃肠蠕动，有助于预防便秘。

小叮咛　放入韭菜后一定要用旺火快炒，韭菜炒得太烂，会影响颜色和口感。

素什锦炒饭

热量 349 千卡　　脂肪 1 克　　蛋白质 12 克　　碳水化合物 73 克

材料　米饭 200 克，蘑菇、冬笋、豌豆、胡萝卜各适量。

配料　植物油、盐少许。

做法　①蘑菇、冬笋、胡萝卜均洗净切丁，入沸水锅中焯一下，捞出控水。②炒锅内加适量油烧热，倒入蘑菇丁、豌豆、胡萝卜丁、冬笋丁，大火煸炒几下。③倒入米饭，改用中火，将米饭打散，与菜炒匀，加适量盐，翻炒均匀，入味后即可。

功效　含丰富的碳水化合物、蛋白质、脂肪、维生素及多种无机盐（矿物质），可健脾养胃、增加食欲，烹饪又简单方便，是很好的孕晚期主食选择。

小叮咛　要使炒好的米饭色香味美，用来做炒饭的米饭可稍微硬一些，炒的时候不要用大火。

黄焖牛肉

热量 7971 千卡　　脂肪 17 克　　蛋白质 141 克　　碳水化合物 20 克

材料 牛肉 700 克，水发木耳、黄花菜各适量。

配料 水淀粉、面粉、鸡蛋、油、盐、酱油、香油、葱段、蒜片、青红柿子椒块各适量。

做法 ①牛肉入清水大火煮熟晾凉，切块备用。②牛肉块加水淀粉、鸡蛋液、面粉、盐，搅匀。③炒锅放油烧至六成热，将牛肉煸至金黄捞出。④炒锅留油，放葱段、蒜片煸香，下黄花菜、木耳、牛肉、青红柿子椒块、酱油翻炒匀，加盖焖 30 分钟，用水淀粉勾芡，淋香油即成。

功效 牛肉富含蛋白质和铁元素，营养价值高，对提高机体抗病能力、预防贫血和促进胎儿生长发育特别适宜。

 大火烧开后再转小火焖牛肉，能让牛肉酥烂又保持形状。

水煮白菜

热量 882 千卡　　脂肪 30 克　　蛋白质 74 克　　碳水化合物 79 克

材料 白菜、土豆各 400 克，猪精肉 300 克。

配料 植物油、盐各少许。

做法 ①白菜洗净备用；猪精肉和土豆切滚刀块。②锅中加油烧热，放猪精肉块，翻炒变色。③放土豆块，加水淹没，盖上锅盖烧 5 分钟。④放白菜，盖上锅盖大火烧开，再加盐，改中火烧约 25 分钟即可。

功效 富含维生素、钾、钙、锌、硒和膳食纤维，可润肠通便、排毒安胎，适合孕产妇食用。

 因烧白菜时会出水，所以不用放太多水。

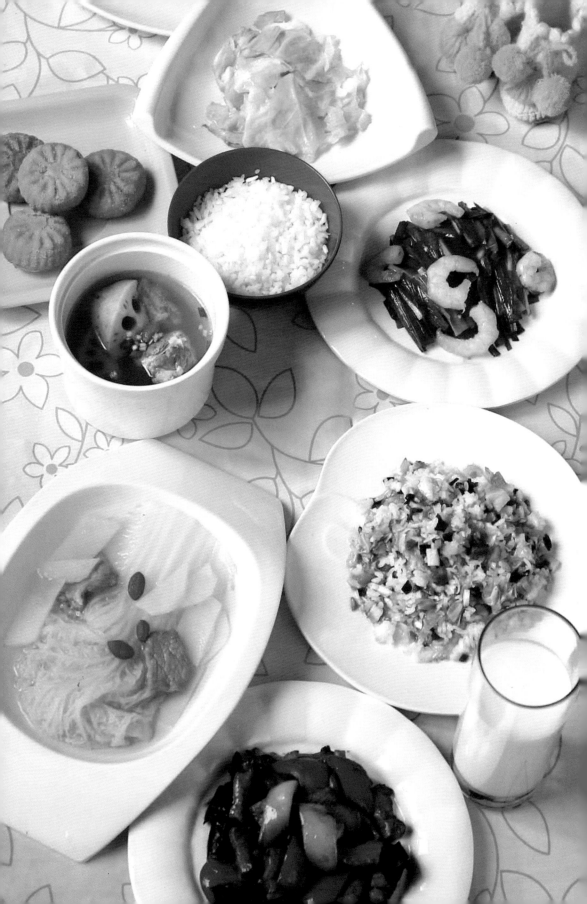

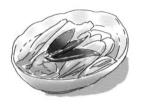

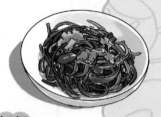

早餐

小馄饨 + 苹果

加餐

果仁适量

午餐

香油面 + 清汤牛肉 + 五香蚕豆
+ 凉拌海带

加餐

豆浆
+ 白糖糕

晚餐

米饭 + 青椒土豆丝 + 芹菜海参汤
+ 蒜香鸡翅

加餐

牛奶

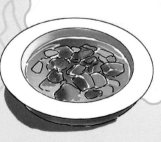

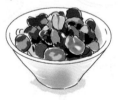

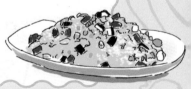

小馄饨

热量 382 千卡　　　脂肪 26 克　　　蛋白质 21 克　　　碳水化合物 17 克

材料 馄饨皮 150 克，猪肉、虾仁各 125 克。

配料 葱末、姜末、蛋清、盐、生抽、料酒、胡椒粉、香油、香菜末各适量。

做法 ①猪肉与虾仁剁成泥，加适量水、蛋清搅拌，加盐、料酒调味，再加葱末、姜末和少许香油拌匀成馅。②馄饨皮包入馅料。③沸水下馄饨后改小火，盖上锅盖，烧开后淋冷水，等再开一次即可关火。④取一个碗，放生抽、胡椒粉、香油，冲入开水，放入煮好的馄饨，撒少许香菜末即成。

功效 含蛋白质、钾等，营养丰富，开胃可口；而且能提供必需氨基酸与脂肪酸，能促进铁的吸收，对孕期缺铁性贫血有良好的预防效果，是孕晚期补充体力、营养的主食之一。

 包好的馄饨可放入冰箱里冷冻起来，吃的时候直接煮即可。

香油面

热量 337 千卡　　　脂肪 5 克　　　蛋白质 8 克　　　碳水化合物 65 克

材料 白面条 250 克。

配料 盐、香油、番茄酱、新鲜时蔬各少许。

做法 ①锅内加适量清水，置大火上烧沸，放入面条、少量新鲜时蔬煮熟。②捞出装碗，加盐、番茄酱、香油拌匀即可。

功效 富含脂肪、碳水化合物、膳食纤维和多种无机盐（矿物质），可温中暖胃，易消化，孕期肠胃不适时最宜食用。

小叮咛 煮面的时候要注意火候，煮过了面太烂，没有嚼劲。

清汤牛肉

热量 502 千卡　　脂肪 10 克　　蛋白质 98 克　　碳水化合物 5 克

材料 牛腱子肉 500 克，洋葱（白皮）块、葱丝、芹菜段、胡萝卜片各 50 克。

配料 香菜、盐各少许。

做法 ①牛肉洗净切成片，放入锅内加水煮开，撇去血沫，再放入洗净切好的洋葱块、芹菜段、胡萝卜片及香菜，改用小火炖煮 2 小时，至熟即可。②汤煮好后，加盐，分盛汤碗中，撒上葱丝即可食用。

功效 含有丰富的蛋白质、铁，能提高机体抗病能力，对胎儿生长发育及产后调养大有裨益。

小叮咛 *要冷水放入牛肉，大火烧开，水要一次加足，在水中开始漂起浮沫时，就要用勺子舀出浮沫，这样炖出来的肉汤才会清亮、没有杂质。*

五香蚕豆

热量 1621 千卡　　脂肪 5 克　　蛋白质 115 克　　碳水化合物 279 克

材料 蚕豆 500 克。

配料 盐、糖、老卤各适量。

做法 ①去除蚕豆中的杂质，拣去坏豆、瘪粒，洗净。②放入锅内，加水至高出蚕豆表面 3~4 厘米，加盖以大火烧煮，去其涩味，煮半小时后把蚕豆捞出沥去水分，再放入锅内，加老卤、盐和糖以小火煮约半小时，注意烧煮时间不要过头，冷却后即可食用。每人每天最多 150 克为宜。

功效 富含碳水化合物、蛋白质、钙、钾、镁、维生素 C 等，可补中益气、健脾益胃、止血降压，能改善孕期疲乏、倦怠少食等。

小叮咛 *蚕豆煮好后不要马上起锅，留在锅内用汤汁泡一会儿更入味。*

白糖糕

热量 1461 千卡　　脂肪 1 克　　蛋白质 29 克　　碳水化合物 334 克

材料 黏米粉 350 克，蛋清 1 个，白糖 60 克，温开水 50 克。

配料 干酵母少许。

做法 ①干酵母及少量白糖用温开水溶解，加黏米粉拌匀，用湿毛巾盖好，常温下放 5~6 小时，直到变成原体积的 2~3 倍。②白糖加蛋清和少量水调成糊状。③发好的面团和白糖糊拌匀，放置 8~9 小时，至面团呈细泡状。④面团倒入模具，入烤箱烤约 20 分钟，熟后取出。可分 8 块，每人每日不超过 2 块。

功效 含有碳水化合物、维生素 B_1、铁、磷、钾等，易于消化和吸收，具有补中益气、健脾养胃的功效，是非常适合孕期的小点心。

小叮咛 如果天气很冷，发酵的时候应尽量放在温暖的地方，或者增加发酵时间；天气炎热的话，可适当缩短时间，且不能在太阳暴晒的地方发酵。根据个人口感喜好，可酌情调整加水量。由于热量较高，每次吃一点即可，不要饱食，以免影响体重控制。

青椒土豆丝

热量 1587 千卡　　脂肪 15 克　　蛋白质 29 克　　碳水化合物 334 克

材料 土豆 200 克，青柿子椒 100 克。

配料 植物油、葱花、料酒、盐各适量。

做法 ①土豆刮皮，切细丝，泡入清水；青柿子椒洗净切丝。②青柿子椒丝、土豆丝放入沸水中焯一下，捞出控干水分。③炒锅烧热倒油，油热后放入葱花煸出味，将土豆丝、青柿子椒丝放入炒匀，烹上料酒，放适量盐，翻炒几下，出锅即可。

功效 富含钾、锌、铁等，对预防妊娠期高血压、便秘有一定的作用。

小叮咛 土豆丝要切得粗细均匀，才能保证同步炒熟。最好用手切，但如果不能切得粗细均匀，用擦子也可。

芹菜海参汤

热量 306 千卡　　脂肪 10 克　　蛋白质 42 克　　碳水化合物 12 克

（材料）芹菜 50 克，海参 100 克。

（配料）白胡椒粉、盐、香油各少许。

（做法）①芹菜洗净，切成丝；海参泡发后，切成小段。②锅内加适量水烧开，下海参段、芹菜丝煮熟，加上白胡椒粉、盐调味，最后淋少许香油即可。

（功效）富含碳水化合物、蛋白质及钙、钾等，有健胃、利尿、降血压、镇静等作用，对防治妊娠期高血压十分有益。

（小叮咛）泡发好海参后切成所需要的形状，放入按 1:2 比例混合的醋水中，待海参收缩变硬取出，再放入自来水中，漂浸 2~3 个小时，至海参还原变软，可去除海参的苦涩味。发好的海参不能久存，最好不超过 3 天，存放期间用凉水浸泡，每天换水 2~3 次，不要沾油。

蒜香鸡翅

热量 567 千卡　　脂肪 39 克　　蛋白质 42 克　　碳水化合物 12 克

（材料）鸡翅 350 克。

（配料）植物油、葱、蒜、盐、酱油各少许。

（做法）①鸡翅在各关节处剁开，既方便入味也方便吃；将葱切段，蒜切成末。②处理好的鸡翅放入盆里，加入盐、酱油腌渍半小时。③炒锅烧热倒油，油热后倒入葱段、蒜末煸出味，再将腌好的鸡翅放入炒锅中炸至金黄色即可。

（功效）富含蛋白质、维生素 A 等，对于血管、皮肤及内脏颇具滋补效果，对胎儿视力、生长、上皮组织及骨骼的发育也颇有益处。

（小叮咛）用小火煎鸡翅，以免过火，炸时要避免弄破鸡翅表面，做好的鸡翅才会好看。

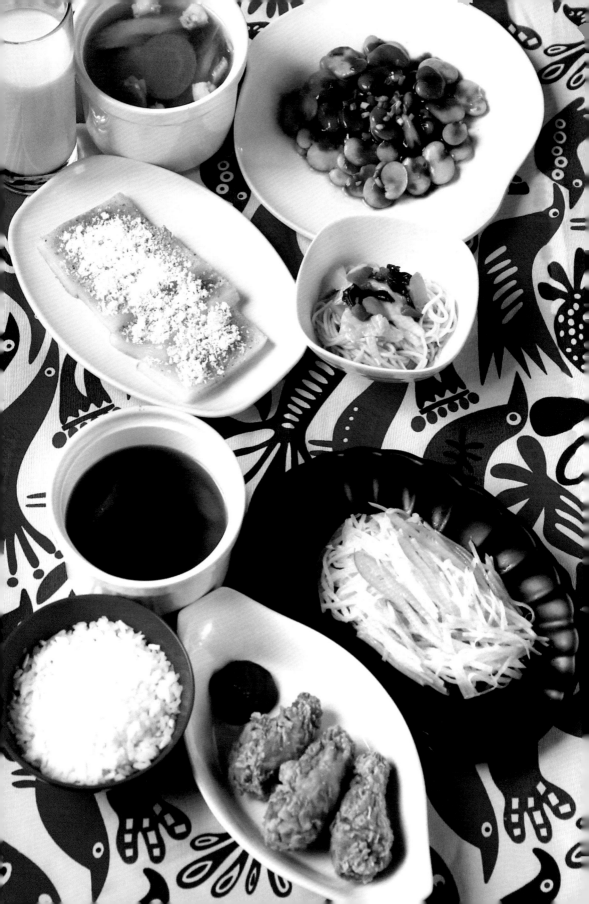

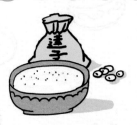

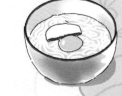

早餐

莲子粥 + 煮鸡蛋 + 香蕉

加餐

果仁适量

午餐

骨汤面 + 板栗烧白菜 + 芦笋香菇肉丝

加餐

枸杞粥

晚餐

米饭 + 白灼虾 + 大蒜炒莴笋 + 黄花菜炖肉

加餐

牛奶

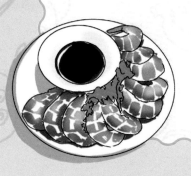

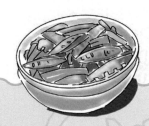

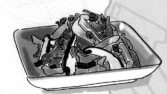

莲子粥

热量 **309 千卡**　　脂肪 **1 克**　　蛋白质 **7 克**　　碳水化合物 **68 克**

材料 糯米 50 克，莲子 20 克。

配料 冰糖 15 克。

做法 ①糯米洗净后，用冷水浸泡两三个小时，捞出，沥干水分；莲子洗净，用冷水浸泡至软。②锅中加入约 1500 毫升冷水煮沸，将糯米、莲子依次放入；再次煮滚后，转小火慢熬约 2 小时；然后，加入冰糖拌匀，即可盛起食用。

功效 富含蛋白质、脂肪、碳水化合物、钙、磷、铁、B 族维生素等，能补益中气、养心安神，对改善孕晚期睡眠、消除疲劳有一定作用。

小叮咛 莲子心味道极苦，却有显著的强心作用，能扩张外周血管，降低血压，还有很好的去心火作用，熬粥时不必弃用莲心。

骨汤面

热量 **564 千卡**　　脂肪 **20 克**　　蛋白质 **20 克**　　碳水化合物 **76 克**

材料 牛骨汤 400 克，挂面 100 克，鸡蛋 1 个。

配料 蒜末、盐、香油、植物油各适量。

做法 ①炒锅加少许植物油烧热，把鸡蛋打进去，煎好盛出。②挂面入锅煮熟后捞出，盛汤碗里，撒上蒜末，把煎好的鸡蛋放面上。③牛骨汤倒锅里，放少许盐调味，烧开即起锅，浇在面上，淋上少许香油即可。

功效 富含蛋白质、卵磷脂、镁等，营养全面。

小叮咛 可根据个人喜好增加一些新鲜时蔬，如小油菜、西红柿等，口味更鲜美。

板栗烧白菜

热量 386 千卡　　脂肪 30 克　　蛋白质 5 克　　碳水化合物 24 克

材料 白菜 250 克，板栗 50 克。

配料 植物油、高汤、盐、淀粉、酱油、料酒、白糖、姜末、香油各适量。

做法 ①白菜洗净，切成条；板栗切两半，入沸水煮熟，捞出去皮。②炒锅加油烧热，把白菜炸至金黄捞出；板栗稍炸捞出。③炒锅留油，入姜末爆香，烹入料酒、酱油、高汤，放盐、白糖，下白菜、板栗烧开，用小火煨熟后，再改用大火；出锅前用淀粉勾芡，淋少许香油即可。

功效 富含粗纤维、蛋白质、钙、维生素等，可润肠、排毒、助消化，还有预防妊娠期高血压的作用。

小叮咛 剥板栗壳比较费事，可以先用刀在板栗背部划个十字口，然后装盘放入微波炉转半分钟，取出后趁热剥，这样比较容易去壳。

芦笋香菇肉丝

热量 536 千卡　脂肪 20 克　　蛋白质 72 克　碳水化合物 17 克

材料 芦笋、瘦猪肉各 300 克，香菇 50 克，鸡蛋 1 个。

配料 葱末、姜末、油、盐、水淀粉各适量。

做法 ①香菇洗净切丝，香菇浸出液沉淀后滤清备用；芦笋切丝；猪肉切丝放入打碎的鸡蛋中拌匀。②锅内加适量油烧热，下入肉丝，煸几下捞出。③锅内留底油，加入葱末、姜末略炒，放入芦笋、香菇、肉丝、盐翻炒，加入香菇浸出液略煮，用水淀粉勾芡，即可出锅。

功效 富含多种氨基酸和微量元素，可利肝益胃，常吃能增强抵抗力、健体益智。

小叮咛 新鲜的香菇比较吸水，洗后的香菇挤去水再切。

枸杞粥

热量 416.5 千卡　　脂肪 0.4 克　　蛋白质 6 克　　碳水化合物 97 克

材料 白米 1 杯，枸杞 15 克。

配料 糖适量。

做法
①白米洗净，加 8 杯水浸泡 20 分钟，移到炉火上煮开，改小火煮到米粒软烂。
②枸杞洗净，加入粥内同煮，并加糖调味；枸杞一变软即熄火盛出食用。

功效 含有丰富的维生素、多种氨基酸及钙、铁、锌等，可滋肾、养肝、润肺、明目，可改善孕期疲劳。

小叮咛 想要粥更加黏稠，可以将糯米与大米按 1:3 比例混合熬粥，糯米口感软糯香滑，提前浸泡 30 分钟更易熟。

白灼虾

热量 236 千卡　　脂肪 8 克　　蛋白质 33 克　　碳水化合物 8 克

材料 基围虾 300 克，香菜少许。

配料 酱油、香油各适量。

做法
①锅置火上，加水烧沸，下基围虾，去浮沫，至虾皮变红立即捞出，沥水装盘。
②以香菜做装饰，取一小碟，倒入酱油，滴上香油，和虾一起上桌。

功效 虾中含有丰富的蛋白质、钙、维生素，且虾含有丰富的镁对心脏有保护作用，此外虾还有较强的通乳作用，是孕产期很好的滋补食品。

小叮咛 白灼虾不宜与葡萄、石榴、山楂、柿子等同食，如果要吃至少应间隔 2 小时以上，因为这些水果含有鞣酸，鞣酸和虾中的钙离子结合会形成刺激肠胃的不溶性结合物，会引起肠胃不适。

大蒜炒莴笋

热量 **150 千卡**   脂肪 **10 克**   蛋白质 **4 克**   碳水化合物 **11 克**

材料 莴笋 200 克，大蒜 20 克。

配料 油、盐、糖各适量。

做法 ①大蒜剥皮后从中间切开，莴笋洗净后切成小段。②锅内加油烧热，下大蒜爆香，再放入莴笋段翻炒，加少许盐和糖，可加入少许清水，加盖焖至莴笋段变色，出锅即可。

功效 含丰富的蛋白质、膳食纤维、维生素和无机盐（矿物质）等，经常食用对妊娠期高血压疾病、妊娠期水肿等有一定的疗效。

小叮咛 莴笋中含草酸，会影响人体对钙的吸收和利用，为防其弊，在食用莴笋时，应烧熟煮透，而且莴笋在炒之前最好先用开水烫 1~2 分钟，减少草酸的同时，还能让笋无涩感，味道更鲜美。

黄花菜炖肉

热量 **646 千卡**   脂肪 **14 克**   蛋白质 **63 克**   碳水化合物 **67 克**

材料 猪肉 200 克，黄花菜 100 克，莲子 50 克，枸杞少许。

配料 盐、葱油、高汤各适量。

做法 ①猪肉洗净切丁，沸水焯熟后捞出沥水。②莲子温水洗净，入蒸笼蒸熟，去掉莲心；枸杞温水泡开。③锅加高汤，放猪肉丁、黄花菜、莲子、枸杞同煮开，加盐调味，最后淋上少许葱油即可。

功效 含丰富的蛋白质、卵磷脂、粗纤维、镁等，有清热利尿、养血平肝等功效，能改善孕晚期烦躁、便秘和水肿。

小叮咛 新鲜黄花菜含有含毒化学成分秋水仙碱，食用前必须经过处理，用凉水浸泡或开水煮烫，不过长时间干制可破坏秋水仙碱，所以这道菜选择的是用温水泡发的干黄花菜。

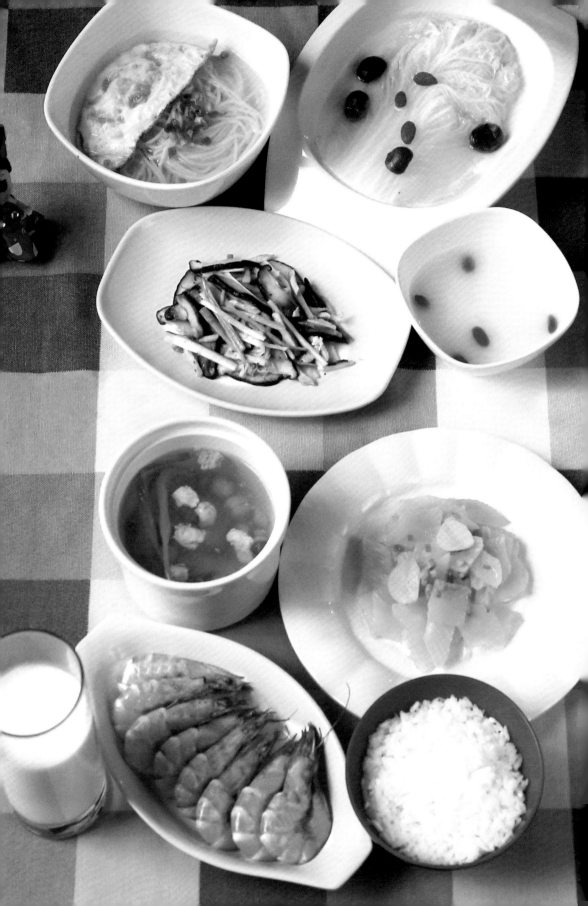

第**6**章

助产饮食
让分娩更顺利

应了解的孕产知识

临产的信号

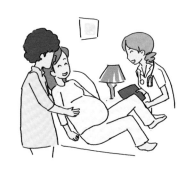

胎儿下降感

随着临产期的接近，胎儿进入骨盆入口，子宫底会下降，这时孕妈妈会感觉下腹坠胀，膀胱和下肢的压力增加，出现尿频、腰酸腿痛、走路不方便等现象，不过孕妈妈上腹部会变轻松，呼吸比之前顺畅，胃部受压的不适感也减轻许多。

见红

一般在临产前的24~48小时，宫颈内口附近的胎膜与宫壁分离，会有少量出血，这种出血与子宫黏液混合，自阴道排出，称为"见红"。但也有在分娩几天前甚至1周前就反复出现见红。见红是分娩的先兆，如果见红同时伴有规律宫缩，那么12~48小时就应该分娩，孕妈妈应该及时到医院。如果见红时出血快并量大，就可能有异常情况，也需要立即到医院检查。

破水

阴道流出羊水,俗称"破水"。分娩时子宫强力收缩,子宫腔内的压力增加,子宫口扩大,宝宝头部下降,胎膜破裂,羊水从阴道流出。破水标志着离宝宝降生已经不远了。

有规律的腹部阵痛

临产前子宫收缩会伴随腹痛,就是常说的阵痛。腹部规律阵痛开始时,一般疼痛持续 30 秒钟,间隔 10 分钟。以后疼痛时间逐渐延长,间隔时间缩短。即将生产时可能每间隔 1~2 分钟就阵痛 1 分钟或更长。

区分真假宫缩

产前 2~3 周有的妈妈可能就会有宫缩,还往往让人虚惊一场误以为要分娩了。这种假性宫缩是临近分娩的征兆之一,但与分娩前的真宫缩不一样。假性宫缩出现的时间无规律,程度也时强时弱;而真宫缩会有规律,且越来越强,持续也更久,次数更多,不会因为休息就停止,还会伴随见红、破水等症状。

区分特征	真宫缩	假宫缩
宫缩频率	有规律的宫缩会越来越强,持续也更久,次数更多	频率不会变化,程度也不会逐渐加强
位置	一般发生在腹部下方,还往往扩散到背部下方	可能发生在前面,也可能发生在腹部下方
痛感	紧绷、拉扯的痛,会越来越强、越来越痛	痛感轻微,多是不适或不舒服
有无消失	不会因为休息而消失或减轻	休息一下或者洗个热水澡宫缩就会缓解,甚至消失
有无其他症状	宫缩时可能还伴随见红、破水等症状	宫缩时肚子硬得像个球,但无其他症状

产前饮食原则
助分娩更顺利

临产时更要保证饮食营养，这样妈妈才有能量支持子宫收缩，才有体力支撑漫长的分娩过程，孩子也才能健康顺利地出生。

易消化食物能提供产力

分娩非常需要体力，一般分娩过程要持续 12~18 个小时，这么长的时间没有体力是很难坚持下来的。但临产时，由于宫缩阵痛，不少妈妈没有胃口、吃不下东西，甚至连水也不喝，这往往使身体缺乏足够的能量供给，子宫无力收缩以致影响分娩。所以，第一产程阵痛间歇时，妈妈可吃一些清淡、能够快速消化的半流质或软烂的食物，如鸡蛋挂面、粥、鸡蛋羹等，增加能量，补充体力消耗。进入第二产程时，宫缩会更频繁，疼痛的间歇可吃一些营养价值和热量高的食物，如巧克力等，增加分娩体力。

分娩过程中水分消耗较多，可喝水、牛奶、果汁或吃水分比较多的水果补水。鲜榨果汁、藕粉、红糖水等流质食物，不但补水还能弥补分娩造成的体力消耗。会引起腹胀、消化不良的食品不利于顺产，分娩前不要吃，如油炸油煎食品、蛋白质含量高的食品、易产气的豆类食品等。

Tips 　　　　　　　　　**特别提醒**

临产时孕妈妈必须吃饱喝足，才有良好的子宫收缩力，所以，除了正常饮食外，孕妈妈进产房待产时可以带点热量高的小零食，如巧克力、糖果、小饼干等。

多吃滑胎利产的食物

中医学认为，初产、宝宝偏大的妈妈进入临产阶段以后，在饮食上应多吃滑胎利产的食物，可以缩短产程、减少产痛、促进分娩。这类食物有冬葵叶、苋菜、马齿苋、牛乳、蜂蜜、慈姑等。临产忌食酸涩食物如乌梅、醋、柿子等，防滞产。

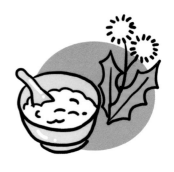

多吃富含锌的食物

锌在生命活动过程中起着转运物质和交换能量的作用，它是蛋白质和酶的组成部分，不但对胎儿生长发育非常重要，对分娩也有很大的影响。锌可以极大地增强子宫相关的酶的活性，从而促进子宫肌收缩。如果妈妈缺锌，子宫肌收缩乏力，可能就需借助产钳、吸引等外力才能分娩出胎儿，这不但会增加分娩的痛苦，更会对胎儿的健康造成不良影响。临近预产期多吃一些富含锌的食物，分娩时子宫肌收缩有力，有助于胎儿顺利分娩。

含锌丰富的食物	
畜禽类	牛肉、猪肉、羊肉及蛋类等
海产品类	鱼、紫菜、牡蛎、蛤蜊等
豆类	黄豆、绿豆、蚕豆等
坚果类	花生、核桃、杏仁等
水果蔬菜类	鲜枣、梨、香蕉、苹果、蘑菇和毛豆等

助产的食谱

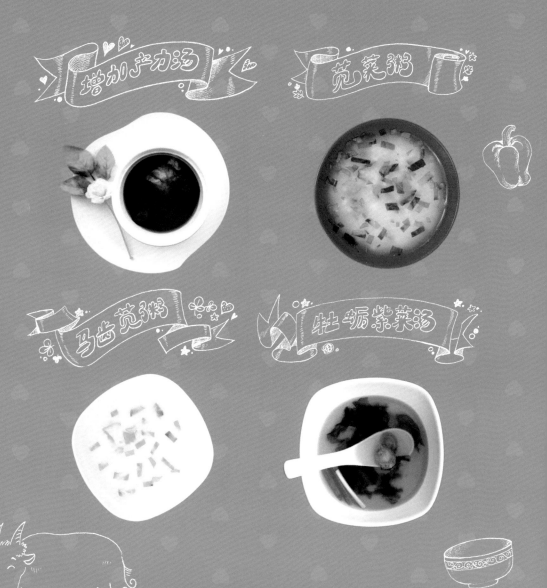

增加产力汤

苋菜粥

马齿苋粥

牡蛎紫菜汤

增加产力汤

热量 **714 千卡**　　　脂肪 **6 克**　　　蛋白质 **65 克**　　　碳水化合物 **100 克**

材料　优质羊肉 350 克，黄芪 5~20 克，当归 15~20 克，红枣 100 克。

配料　红糖 100 克。

做法　①所有材料加 1000 毫升水一起煮。②煮至 500 毫升后，倒出汤汁，分成两碗，加入红糖。

功效　这个汤能够增加体力，有利于顺利分娩，同时还有安神、快速恢复疲劳的作用，对于防止产后恶露不净也有一定作用。

小叮咛　这款汤最好在临产前三天开始早晚服用，以增加产力。

苋菜粥

热量 **398 千卡**　　　脂肪 **6 克**　　　蛋白质 **10 克**　　　碳水化合物 **76 克**

材料　苋菜 250 克，粳米 100 克，肉末 30 克。

配料　精盐、油各少许。

做法　①苋菜择洗干净、切细；粳米淘洗净。②锅置火上加清水、粳米，煮至粥将成时，加入肉末、苋菜、精盐、油，略煮即成。

功效　此粥美味、易消化，临产前食用有滑胎助产的效果。

小叮咛　粥熬好时再放苋菜，以保持苋菜的清脆口感，增加食欲。

马齿苋粥

热量 378 千卡　　　脂肪 6 克　　　蛋白质 5 克　　　碳水化合物 76 克

材料　新鲜马齿苋 150 克，粳米 100 克。

配料　精盐、油各少许。

做法　①马齿苋择洗干净，开水焯一下马齿苋，捞出切成碎段。②锅置火上入清水、粳米，煮至粥将成时，加入马齿苋稍煮，用精盐、油调味即可。

功效　马齿苋利肠滑胎、散热消肿；粳米养胃、健脾、利尿。此粥临产前食用，滑胎利产，有助产功效。

小叮咛　这款粥有收缩子宫及血管的作用，如果还没到预产期应慎用。

牡蛎紫菜汤

热量 46 千卡　　　脂肪 2 克　　　蛋白质 6 克　　　碳水化合物 1 克

材料　牡蛎 50 克，紫菜少许。

配料　盐、葱段、红油各适量。

做法　①牡蛎洗好，入沸水锅中焯熟捞出，控干水分，焯牡蛎的水留下备用。②锅内加适量焯牡蛎的水烧开，放入牡蛎、紫菜，再开锅后加入盐调味，撒上葱段，淋少许红油即可。

功效　牡蛎富含蛋白质和锌，是很好的补锌食物，能增加分娩时子宫肌收缩的力量，加快分娩进程。

小叮咛　这款汤还有养肝明目的功效，常食有益于改善近视和视物昏花。

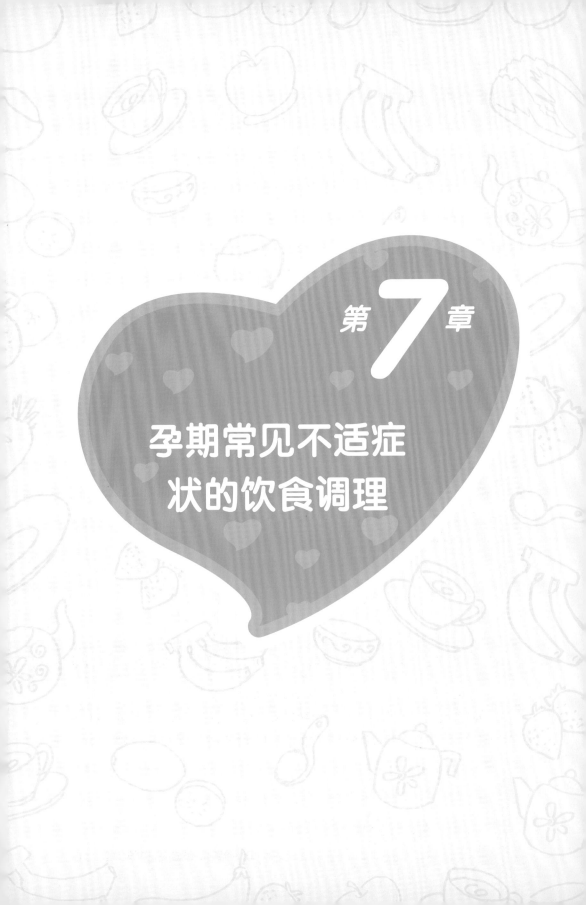

第 **7** 章

孕期常见不适症状的饮食调理

便秘

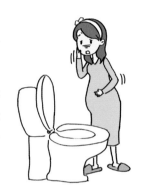

怀孕后很多孕妈妈会碰到便秘的问题：排便次数较平时减少，大便又硬又干，不但解便困难，往往还伴有小腹胀痛，严重的还可能引发痔疮。便秘虽然不是什么大问题，却使孕妈妈们身体不舒服，情绪和食欲受影响，而且便秘会使身体中的毒素不易排出，对孕期健康很不利，严重的便秘甚至有导致肠梗阻、并发早产、危及母婴安危的风险。

孕期为什么容易发生便秘

这是因为怀孕以后身体激素发生变化，使肠道肌肉松弛，胃肠道蠕动减慢，加上子宫增大压迫直肠，吃进去的食物在胃肠道停留的时间加长，食物残渣中的水分被大肠壁细胞重新吸收，使食物残渣变得干硬不易排出。此时如果孕妈妈再过量进食高蛋白、高脂肪食物，而蔬菜、水果等富含纤维素的食物摄入过少，食物残渣难以下滑，便秘就发生了。

Tips　　　　　　　　　　特别提醒

除了孕激素影响外，甲状腺激素不足也可能导致疲劳、情绪化和便秘等妊娠期症状，所以如果便秘严重，并伴随体重增长过多、健忘、手脚肿胀等症状，应咨询医生，一般简单的抽血化验就能判断甲状腺功能是否正常。

便秘的预防和改善

　　孕期便秘应谨慎处理，以免引起流产，而且尽量不要随便用药，否则可能危害胎儿的健康，用药应听从医生的指导。最好是通过调整饮食和增加运动来帮助胃肠道蠕动，软化大便并建立起排便规律。另外，下面几项生活习惯的调整也有改善便秘的效果。

调整饮食习惯

多吃高纤维素的蔬菜、水果、全谷物，忌辛辣。

适当增加活动量

可根据自身体能每天进行不少于30分钟的低强度身体活动，如散步、做体操等。

保证每天的饮水量

水能有效软化大便，促使消化道里的食物运动。每天喝8~10杯水，可促进肠提肌收缩，帮助排便。如果喝那么多的水觉得困难，也可用果汁和蔬菜汁代替。

养成定期排便的习惯

晨起结肠蠕动活跃，利于排便，可每天晨时入厕；排便时要放松，不要因排便困难而紧张或过度用力。

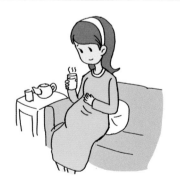

顺应便意

经常憋便会使控制大便的括约肌功能减弱，导致便秘。及时大便、不强忍便意，以及不长时间蹲厕、排便时尽量使用坐便式马桶等，能避免这个问题。

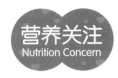 **营养关注** Nutrition Concern → 预防便秘的食物

● 马铃薯

易消化，其所含的粗纤维可促进胃肠蠕动和加速胆固醇在肠道内的代谢，具有降低胆固醇和通便的作用。

● 草莓

富含维生素、无机盐（矿物质）、有机酸、果胶等，能助消化、通便和调理胃肠。

● 黄豆

通肠利便，含有丰富的蛋白质和膳食纤维，营养价值高。

● 芋头

一种很好的碱性食物，能清除血管壁上的脂肪沉淀物，保护消化系统。

● 玉米

利尿、降压，膳食纤维含量很高，能刺激胃肠蠕动，加速食物残渣排出。

● 扁豆

含有丰富的蛋白质和多种氨基酸，经常食用能健脾胃、增进食欲、促排便。

● 卷心菜

富含维生素和膳食纤维，有抗氧化、促进消化、预防便秘的功效。

● 生菜

常食能改善胃肠血液循环、清除血液中的垃圾、排肠毒，防止便秘。

● 竹笋

富含B族维生素及多种无机盐（矿物质），低脂、低糖、多纤维，能促进肠道蠕动。

● 芹菜

富含多种维生素，降压、健胃利尿、通便润肠。

● 酸奶

其中的乳酸能抑制有害菌生长，清理肠道。

● 苹果

营养成分丰富，并有减肥、促进消化、通便等功效。

孕期便秘饮食方案

宜多吃的食物

- 富含粗纤维的食物，包括蔬菜、水果及粗粮。
- 油脂如黄油、豆油、橄榄油、芝香油等，有滑肠的作用，适当进食可以帮助排便。
- 早上起床时喝一大杯温开水。
- 每天喝杯酸奶，可改善消化功能，防止便秘。

少吃或者不吃的食物

- 辛辣刺激的食物，如辣椒、花椒、芥末、咖喱、大葱、洋葱、韭菜、肉桂、生姜等。
- 碳酸饮料，如可乐等。
- 难以消化的食物，如莲藕、蚕豆、荷包蛋、糯米粽子、糯米汤圆等。
- 热性水果，如菠萝、柿子、桂圆等。

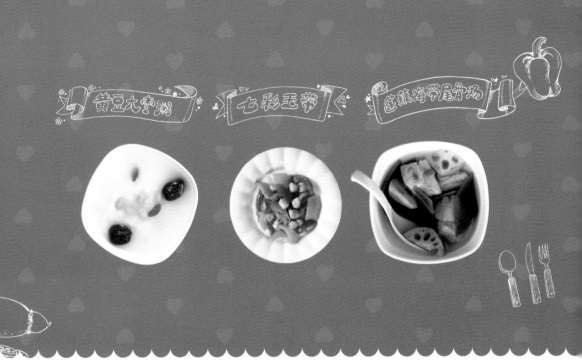

食疗菜谱

黄豆大枣粥

| 热量 489 千卡 | 脂肪 9 克 | 蛋白质 22 克 | 碳水化合物 80 克 |

材料 大枣、干黄豆各 50 克，粳米、糯米各 30 克。

配料 水适量。

做法 ①黄豆洗净，泡发一晚；大枣用温水泡约 15 分钟后洗净。②粳米、糯米各冲洗一下，放入锅中，加水烧开。③放入黄豆，用小火熬约 40 分钟，再加入大枣，熬约 40 分钟即可。

功效 富含蛋白质和多种人体必需的氨基酸，能益气养血、通便解毒、补脾和胃、益气养血。

小叮咛 要将粥熬得软糯，还节省时间，应提前浸泡硬质食材，让其膨胀变软。另外，各种食材最好开水下锅，一冷一热，容易膨胀开花。

七彩玉带

热量 **90 千卡**　　脂肪 **6 克**　　蛋白质 **5 克**　　碳水化合物 **4 克**

材料 鲜贝母 25 克，青、红柿子椒各 50 克。

配料 葱、蒜、米酒、盐、植物油、胡椒粉、白醋、水淀粉、香油各适量。

做法 ①鲜贝母先从中间剖开，入沸水焯一下，捞出沥干；青、红柿子椒洗净，切小块；葱洗净，切小段；蒜切片。②锅内加油烧至五成热时，放入鲜贝母和椒块过油，捞出沥油。③锅内留底油，放葱、蒜爆香，再加入椒块、鲜贝母及米酒、盐、胡椒粉、白醋翻炒均匀，以水淀粉勾芡，最后淋上香油即可。

功效 鲜贝母健脾和胃，富含蛋白质、锌等，新鲜青红柿子椒中含有维生素 C、蛋白质、胡萝卜素以及钙、磷、铁等多种营养成分，对预防便秘十分有益。

小叮咛 鲜贝本身极富鲜味，烹制时千万不要再加味精，也不宜多放盐，以免失去鲜味。

莲藕海带尾骨汤

热量 **209.5 千卡**　脂肪 **5.5 克**　蛋白质 **5 克**　碳水化合物 **35 克**

材料 猪尾骨 850 克，莲藕块 200 克，海带片 100 克。

配料 葱末、姜末、盐各适量，八角、桂皮各少许。

做法 ①猪尾骨洗净剁成大块，下冷水锅，焯一下，去掉浮沫。②清水倒入砂锅，放入猪尾骨块、葱末、姜末、八角、桂皮，用大火烧开。③放入莲藕、海带一起炖到酥烂，加盐调味即可。

功效 富含植物蛋白质、维生素及铁、碘等，有健脾开胃、补气益血、清热通便的功效。

小叮咛 煮海带时可稍稍加一点醋，不仅海带容易软烂，口感也会更好。

2 感冒

感冒是常见的呼吸道疾病，怀孕后受孕激素影响，孕妈妈的鼻、咽、气管等呼吸道黏膜肥厚、水肿、充血，抗病能力下降，故在季节转换或温度骤降时，就容易受寒着凉患上感冒。孕期妈妈身体的状态关系着胎儿的安危，患上感冒的孕妈妈最担心的就是宝宝是否会受影响。

感冒影响大小与孕期的阶段有很大关系。孕早期胎儿各项器官尚未发育完全，更易受到感冒病毒的不良影响，而且孕周越小，患上感冒对胎儿的危害越大。如果是怀孕中晚期感冒的话，影响就相应地小一些。

孕妈妈感冒是否会影响胎儿还要视感冒的原因而定，如果只是受凉后出现鼻塞、流涕、咳嗽等症状的普通感冒，那么影响胎儿的可能性很小。但感冒伴随着发热的话，则需到医院诊断，因有些研究指出，在怀孕初期，尤其是受精后5~6周（即神经管发育期），若孕妇的体温超过38℃，且持续超过1小时以上，

即可增加胎儿发生神经管缺损（如无脑儿）的风险。如果是患上由病毒感染引起的，伴随高热或胃肠道症状的流行性感冒，需住院治疗并检查，高热如连续3天以上，病愈后需做B超检查胎儿有无畸形。

感冒是一种疾病，无论如何，怀孕期间能避免则避免，所以孕妈妈一定要重视孕期感冒的预防。但如果不小心患了感冒，也别太担心，可以在医生的指导下科学用药、积极治疗、尽快控制病情，就能减少对胎儿的影响。

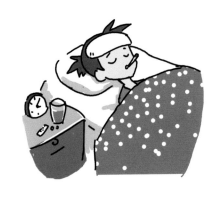

预防感冒的对策

- 尽量避免去人多、拥挤的公共场所，如商场、超市、游乐园等场所，因为这些地方人多"口"杂，容易感染细菌。
- 加强营养，保证充足的睡眠时间，不要过于劳累，增强身体抵抗力。
- 勤洗手，外出后、进食前、如厕后应用肥皂和流动水充分洗手。
- 出门勤戴口罩，尽量不和感冒患者接触，以减少感染的机会。
- 晨起用冷水洗脸能增强抗感冒的能力。
- 勤开窗，每天开窗通风时间不应少于2小时，如果空气污染指数大，不利于通风换气，可借助空气净化器。
- 生活要有规律，适当进行体育锻炼，每天如能坚持在空气好的地方散步30分钟尤佳。
- 秋冬季节注意防寒保暖；酷暑时候保证空调温度适宜。

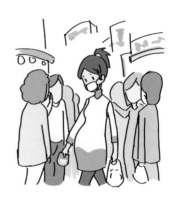

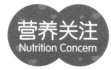 → 调整饮食，预防感冒

　　感冒会伤及脾胃。感冒期间，孕妈妈的饮食应清淡，以免增加胃肠道的负担，可多吃些易消化的食物，如粥、面汤、新鲜蔬菜和水果等，忌食粽子、烤肉、冰品、巧克力、劣质海鲜、烧烤等油腻、生冷、辛辣的食物。另外，鸡汤中含有人体所需要的多种氨基酸，尤其是鸡汤还含有可以增强鼻咽部血液循环和鼻腔黏液分泌的营养成分。感冒初起，喝些鸡汤可以增强抵抗力，促进痊愈。

预防感冒的食物

● 富含维生素 C 的食物

维生素 C 是天然的抗氧化细胞保护成分和免疫增强剂，可清除体内有害的过氧化物质，有利于提高抵抗力，番茄、菜花、青椒、柑橘、草莓、葡萄等维生素 C 含量高的食物可多吃。

● 白开水

多喝水对预防感冒和咽炎具有很好的效果，尤其每天清晨起床后喝半杯白开水，可补充夜间身体水分损失，降低血液黏稠度，提高免疫力。

● 薯类

如山药、芋头、红薯、土豆等，含有增强免疫力的黏蛋白，能提高抵抗力。

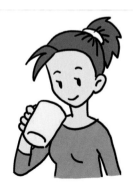

● 大蒜

含有大蒜素，有抗氧化作用。已有医学研究证实，服用大蒜素能够预防感冒、缩短感冒病程。

● 菌类

包括牛肝菌、金针菇、冬菇、香菇等，含有菌类多糖，可以有效提高机体免疫力。

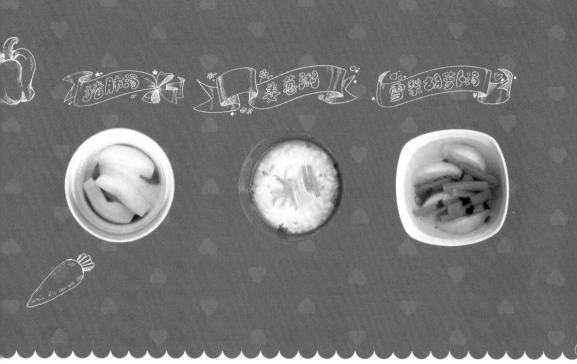

食疗菜谱

猪肺汤　　姜葱粥　　雪梨胡萝卜汤

猪肺汤

| 热量 **280** 千卡 | 脂肪 **4** 克 | 蛋白质 **14** 克 | 碳水化合物 **47** 克 |

（材料）猪肺 100 克，川贝母 10 克，雪梨 3 个。

（配料）水适量。

（做法）①猪肺洗净，切成块；雪梨洗净，去核，每个连皮切 4 块；川贝母打碎。
②全部用料放入砂锅内，加适量水，大火煮沸后，改小火煲 2 小时即可。

（功效）富含蛋白质、维生素等，具有清热化痰、润肺止咳的功效，适合感冒咳嗽时食用。

（小叮咛）猪肺的烹饪难点在于清洗，可先将猪肺管套在水龙头上，充满水后再倒出，反复冲洗几次至干净，然后将猪肺切块（要切大块些），去掉气管，放进洗菜盆，加 30 克淀粉和两大勺醋，使劲用手揉搓，最后用水冲净淀粉和醋。

姜葱粥

材料 大米 100 克，嫩姜、葱白各适量。

配料 米醋少许。

做法 ①大米淘洗干净，入清水中浸泡 1 小时左右；嫩姜切成片，葱白切成小段。②大米放入锅里，加清水，放入姜片煮开，再放葱段，一同熬煮成粥。③起锅时淋入少许米醋即可。

功效 营养丰富，易消化，暖胃散寒，感冒时食用能辅助治疗。

小叮咛 这款粥适合辅助治疗鼻塞流清涕的风寒感冒，如果是风热感冒则不能食用。

雪梨胡萝卜汤

材料 雪梨 300 克，胡萝卜 100 克，菠菜 50 克。

配料 盐、胡椒粉、黄油、高汤各少许。

做法 ①胡萝卜洗净去皮，切成小条；雪梨去皮洗净，切成橘子瓣形状；菠菜洗净切碎。②锅内加适量黄油，融化后，放入胡萝卜条煸炒至断生，倒入适量高汤，煮开后加雪梨块、盐、胡椒粉，最后撒入菠菜末即可。

功效 含丰富的维生素，有生津润燥、清热化痰之功效，对治疗感冒咳嗽有很好的疗效。

小叮咛 雪梨性偏寒助湿，多吃会伤脾胃，故脾胃虚寒的妈妈不宜多吃。

3 妊娠水肿

水肿，尤其是下肢水肿，是孕期常见的生理现象，90%以上的孕妈妈会出现水肿现象，一般多发生在怀孕6个月以后。如果无妊娠并发症，如子痫前症、妊娠期高血压等，水肿不会影响胎儿的生长发育及母体的健康。而且一般情况下，注意休息、合理安排饮食是可以缓解孕期水肿不适的。

妊娠水肿的原因

中医认为，妊娠肿胀是由于脾肾阳虚、气机不畅所致。而西医认为水肿的原因有很多：怀孕后血容量的增加，血流中的水分很容易渗透到组织中，使身体中组织间液增加；孕激素的分泌造成体内水分潴留；怀孕后增大的子宫压迫到下腔静脉，使静脉血液回流受阻；等等。这些都可能使怀孕中晚期，孕妈妈的腿部出现不同程度的水肿。

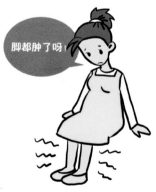

脚都肿了呀！

妊娠水肿的生活护理

充分休息静养

静养时心脏、肝脏、肾脏等负担会减少，水肿自然会减轻或消失。

注意保暖

身体温暖，血液循环才能畅通，才能消除水分积存。

避免穿着过紧的衣服或鞋子

衣服、鞋子过紧会导致血液循环不畅，从而引发身体水肿。

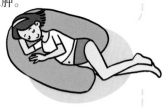

采取左侧卧

避免压迫到下肢静脉，影响血液回流。

选双合适的袜子

不穿会压迫到脚踝及小腿的有松紧带的袜子，需长期站或坐的孕妈妈，可选择预防或治疗水肿的孕妇专用弹性袜。

用水"冲走"水肿

听上去不合逻辑，但这是真的。限制水摄入，并不会减轻水肿，反而喝水越多，水潴留越少。可以每天喝8杯240毫升的水来帮助身体排出废物。

抬高双腿，多运动

双腿抬高15~20分钟，可加速血液回流、减轻静脉内压、缓解孕期水肿和预防下肢静脉曲张，所以睡前或午休时孕妈妈不妨抬抬腿，平常也要多走动走动，增加下肢血液循环，不要长时间坐或站。

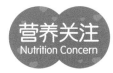 **营养关注**
Nutrition Concern → **妊娠水肿饮食调整**

● 补充营养，保证蛋白质摄入

提高血浆中白蛋白的含量，能改变胶体渗透压，使组织间液里的水分回到血液中，从而减轻水肿症状。所以日常膳食中，应摄入足够的蛋白质，可多吃些蛋白质含量丰富的豆类、瘦肉、动物肝脏、鸡、鸭、鱼等。

● 食用低盐餐

怀孕后身体调节盐分、水分的功能下降，因此在日常生活中要尽量控制盐分的摄取，每日盐摄取量在 6 克以下。对于已经产生水肿的孕妈妈，食盐量每日应限制在 5 克以下。避免食用高盐、加工、腌渍或罐头类食物。

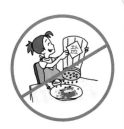

● 补充足量的蔬菜水果

蔬菜和水果中含有人体必需的多种维生素和微量元素，有提高机体抵抗力、加强新陈代谢的作用，还能解毒利尿、减缓水肿。

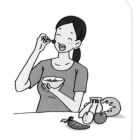

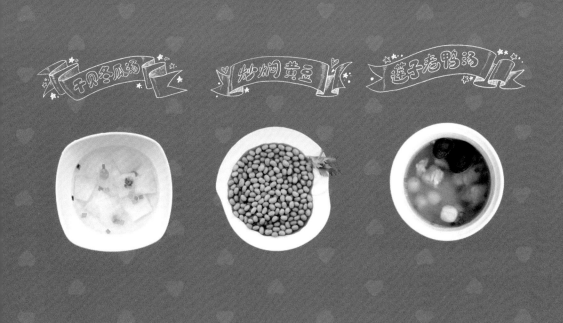

食疗菜谱

干贝冬瓜汤

热量 146 千卡　　脂肪 2 克　　蛋白质 10 克　　碳水化合物 22 克

材料 冬瓜 1000 克，干贝 5 粒。

配料 虾皮、姜、热水、料酒、盐各适量。

做法 ①冬瓜削皮，去子，切片；干贝用料酒浸泡 4 小时后捞出。②干贝、姜片、热水加入容器，加盖以大火加热至沸后煮 1 分钟。③再加入冬瓜、盐、虾皮，加盖以大火煮 15 分钟即可。

功效 冬瓜利尿消肿、润肺生津，干贝含有蛋白质、脂肪、碳水化合物、钙、钾、铁、镁、硒等，能改善妊娠水肿和高血压。

小叮咛 泡干贝的水不必倒掉，可一起放进汤里，汤会更鲜美。

炒焖黄豆

热量 429 千卡　　　脂肪 17 克　　　蛋白质 35 克　　　碳水化合物 34 克

材料　黄豆 1000 克。

配料　葱姜末、香菜段、酱油、香油各适量。

做法　①葱姜末、香菜段、酱油调成汁。②黄豆拣去杂质洗净，沥干水分，放锅内用小火炒熟，浇入调好的味汁，加盖焖 20 分钟。③去盖后，淋上少许香油拌匀即可。

功效　富含蛋白质、钙、铁、磷、碳水化合物、膳食纤维、卵磷脂、异黄酮素等，可清利小便、解热润肺，能改善缺铁性贫血和妊娠水肿。建议每日每次食用不超过 100 克。

小叮咛　为了节省时间，可提前一天用温水将黄豆泡软。

莲子老鸭汤

热量 848 千卡　　　脂肪 8 克　　　蛋白质 79 克　　　碳水化合物 115 克

材料　鸭肉 450 克，莲子 60 克，红枣 80 克。

配料　料酒、盐适量，姜末少许。

做法　①鸭肉洗净切块。②鸭肉块、姜末、温水、料酒一同用小火煮。③莲子在清水中浸泡约 1 小时，红枣泡开，一同放入鸭汤中。④鸭肉烂熟后加盐即可。

功效　富含蛋白质、脂肪、碳水化合物、维生素、钾、钠、钙、磷、铁等，有补血、利水消肿的功效。

小叮咛　鸭肉可以是一整只鸭，也可以选超市里常见的鸭腿。

腿抽筋

孕期出现腿抽筋的现象很正常，不少孕妈妈怀孕后都碰上过，尤其是孕中期以后，妈妈往往在睡梦中被夜间频繁出现的腿抽筋痛醒，如果久坐、疲劳或受寒，白天也会出现腿抽筋的现象。对于腿抽筋，妈妈们不需要太过担心，只要做好饮食和生活调理就能大大缓解。需要提醒的是，小腿抽筋虽然与钙缺乏有关系，但因为缺钙的耐受值有差异，是否需药物补钙、如何补，需要咨询医生，绝不能因为腿抽筋就自行补钙。

孕期腿抽筋的原因

一是怀孕后，孕妈妈体重增加，双腿负担加重，加上日渐增大的子宫压迫到下肢血管及神经，使腿部血液循环不良，腿部肌肉常常处于疲劳状态，如果再遇到疲倦、寒冷、姿势不合理，就会导致腿部神经系统应激功能过强，容易发生腿抽筋。

二是怀孕以后，胎儿骨骼、牙齿等身体器官的发育需要大量的钙质，孕晚期每天钙的需要量增加为1200毫克。如果孕妈妈饮食中钙质不足或本身吸收钙质的能力降低，就会造成血中钙质含量的降低，引起肌肉抽搐。由于夜间血钙水平比日间要低，故小腿抽筋常在夜间发作。

孕期腿抽筋的生活护理

通过饮食补充钙会更安全健康，所以平常饮食中要多摄入含钙丰富的食物，如鱼、蛋、蔬菜、豆制品、牛奶等。如需药物补钙，要听从医生意见。维生素D能促进钙的吸收，应多做户外运动。走得太多或站得过久，腿部疲劳或者腿部受凉会抽筋，应注意下肢保暖和避免腿部过度疲劳。为了放松腿部，临睡前可用温水泡泡脚。抽筋刚开始时，可以牵拉、向上弯曲足底，向外推脚后跟，也可以通过按摩来缓解。

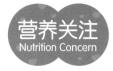 营养关注 Nutrition Concern → 摄入钙含量高的食品

乳制品
牛奶、奶酪、酸奶

豆制品
豆腐、豆腐干、黄豆、红豆

海产品
小虾皮、虾米、紫菜、海虾、海带

蔬菜
荠菜、苜蓿、香菜、黑木耳、黄花菜

鱼类
银鱼、鱼松、鲫鱼

肉、蛋类
猪肉（瘦）、牛羊肉、鸡肉、蛋黄

坚果类
南瓜子、榛子仁、西瓜子、核桃仁

多吃富含维生素D的食物

维生素D可以促进钙的吸收，补钙的同时要适量补充富含维生素D的食物，如鱼肝油、蛋黄等。另外，晒太阳可促进体内维生素D的合成，有助于钙的吸收，怀孕后最好每天晒太阳半小时以上。

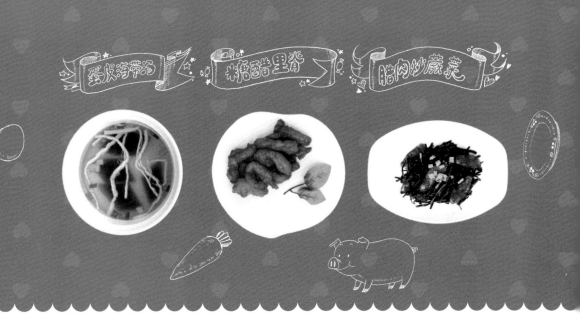

食疗菜谱

蛋皮海带汤　　米糖醋普里脊　　腊肉炒蕨菜

蛋皮海带汤

热量 248 千卡　　脂肪 20 克　　蛋白质 13 克　　碳水化合物 4 克

材料 鸡蛋 2 个，海带 100 克。

配料 植物油、盐、胡椒粉、高汤、香油、葱各适量。

做法 ①海带洗净控水，切段；葱洗净切成末；鸡蛋打散。②锅内加油烧热，倒入蛋液，煎成蛋皮，取出切丝。③锅内加高汤烧开，放海带段，加盐和胡椒粉调味，煮开后起锅装碗，加切好的蛋皮丝，撒葱末、淋香油即可。

功效 富含碘、碳水化合物、蛋白质、脂肪、钙，可预防缺钙，对孕期小腿抽筋、妊娠期高血压和妊娠水肿等有改善作用。

小叮咛 *蛋皮要煎得厚薄均匀，需注意：油要少，火要小，入锅要不停转动，让蛋液均匀摊开。*

糖醋里脊

热量 922 千卡　　脂肪 50 克　　蛋白质 80 克　　碳水化合物 38 克

材料 里脊 400 克。

配料 番茄酱、植物油、料酒、酱油、盐、糖、醋、面粉、葱姜末、水淀粉各适量。

做法 ①里脊切成粗条状，用少许料酒、酱油和盐腌 5 分钟；面粉加等量清水搅成糊，放入腌好的里脊条拌匀。②炒锅放油烧至七成热，放里脊条炸成金黄色，捞出。③炒锅留底油，爆香葱姜末，放番茄酱、盐、酱油、糖、醋，再加少许水和水淀粉，搅匀煮开，放入炸好的里脊翻炒，使每块里脊裹上糖醋汁，盛盘即可。

功效 富含蛋白质、钙，可补肾养血、滋阴润燥，常吃能增强体质、防止小腿抽筋。

小叮咛 炸里脊时要注意肉条不要一起放入油锅，而是要一条条放入，一次也不要放太多。肉条下锅后，不要立即翻动，可待肉条自己浮上来，如果一下锅就翻动，容易粘锅，肉不易成形，也不可能有外焦里嫩的口感。

腊肉炒蕨菜

热量 600 千卡　　脂肪 60 克　　蛋白质 12 克　　碳水化合物 3 克

材料 蕨菜 300 克，腊肉 100 克。

配料 葱姜丝、料酒、水淀粉、盐、清汤、熟植物油各适量。

做法 ①蕨菜洗净，用沸水焯一下（焯水时加入植物油）。②腊肉洗净，切成薄片备用。③炒锅点火倒油，放入葱姜丝煸炒出香味，加入腊肉、蕨菜、清汤、料酒、盐炒匀，用水淀粉勾薄芡，出锅时淋上一点儿熟植物油即可。

功效 富含磷、钾、钠、维生素等，可补脾益气，能扩张血管、改善心血管功能、防止小腿抽筋等。

小叮咛 炒腊肉前最好先用水稍微煮一煮，煮软了再用小火炒至金黄透明，这样腊肉不但入味好吃，还可减少腊肉中的盐分。另外，尽量选择瘦一些的腊肉。

妊娠期高血压

　　妊娠期高血压是产科常见疾病，在我国妊娠期高血压的疾病发病率为5%~12%，多发于妊娠20周后，以高血压、蛋白尿为主要特征。妊娠高血压严重影响母婴健康，会引发怀孕女性全身多处器官损害或功能衰竭，严重的还会导致昏迷，甚至死亡。该病严重威胁母婴健康，做好产前检查、早防早治是控制病情、最大限度降低妊娠期高血压不良影响的主要对策。

妊娠期高血压的主要症状及诊断

　　高血压、蛋白尿和水肿是妊娠期高血压的三种主要症状，还可能有其他症状出现，如头痛、视力模糊、呕吐、腹痛、过激反应和小便减少等。迄今为止妊娠期高血压的病因尚未确定，但目前已有的研究发现，子宫胎盘缺血、免疫与遗传、胰岛素抵抗和营养缺乏等因素都与妊娠期高血压的发生密切相关。

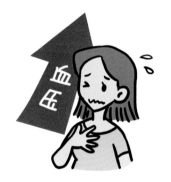

妊娠期高血压的诊断

　　诊断时医生会通过询问，了解孕妈妈有无头痛、胸闷、眼花、上腹部疼痛等症状，以及孕妈妈年龄是否大于40岁，有无妊娠高血压的遗传倾向，然后观察孕妈妈有无水肿，如水肿经卧床休息6~8小时后不消退，加上检查血压和尿常规检测值超过标准（血压 ≥ 140 / 90 毫米汞柱，尿常规蛋白 ≥ 3.0 克 / 升或 24 小时尿蛋白定量 ≥ 0.3 克），医生就会诊断孕妈妈患上妊娠期高血压。

妊娠期高血压家庭治疗

妊娠期高血压对母婴的危害很大，所以程度严重就需住院进行降压治疗，但如果仅仅是轻度的单纯性妊娠高血压，可住院也可在家治疗。在家的话需每日测体重及血压，并定期去医院复查尿蛋白、血压和检查胎儿发育情况及胎盘功能。同时应间断性吸氧，以改善血液中的氧含量，保证全身主要脏器和胎盘的氧供应。在家治疗时，如果出现蛋白尿、头晕头痛症状乃至抽搐或腹部发紧、阴道流血，就需要尽快去医院住院治疗。

妊娠期高血压的预防和生活管理

妊娠高血压严重影响母婴健康，做好产前检查、早防早治是控制病情、最大限度降低妊娠高血压不良影响的主要对策。特别是高危孕妈妈，即家族有高血压、糖尿病、肾脏病，以及第一胎患妊娠高血压的，更要注意每日的血压和体重变化。

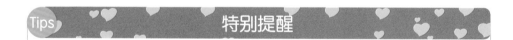

Tips　　　　　特别提醒

出现水肿要小心

有些妊娠期高血压病人以水肿为主要症状，故以往把水肿作为诊断依据。但并不是所有病人都出现水肿，所以，水肿现在并不是妊娠高血压的主要诊断依据。但如果出现水肿就要小心，要密切监测血压。

做好孕期产前检查

每次产检要测量血压，检查血、尿常规，尤其是妊娠36周以后，应每周观察血压及体重的变化、有无蛋白尿及头晕等症状。如患上妊娠期高血压，要根据病情决定检查频率和内容，以掌握和控制病情的发展。

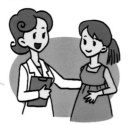

注意休息，保证睡眠

保持心情舒畅和情绪放松，休息时以侧卧位为佳，以免压迫子宫，影响血液供应。

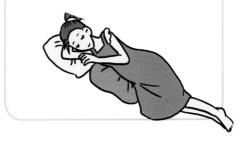

加强孕期营养

保证热量、蛋白质和维生素的摄入，饮食不要过咸。

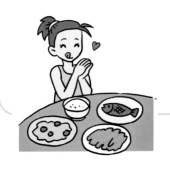

适度锻炼

适度的锻炼和体力活动，如散步、孕妈咪体操等，能增加血液循环，有助于控制体重、放松情绪，对妊娠期高血压的防治有利。

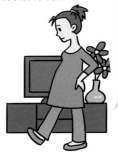

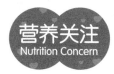

营养关注
Nutrition Concern

→ 调整饮食习惯，
   预防妊娠期高血压

● **控制能量摄入和体重增长**

肥胖是导致妊娠期高血压发生的高危因素之一。因此预防和治疗妊娠期高血压症就需合理饮食，避免无节制进食，避免过量的高糖、高脂饮食，保持体重适度增长。

● **多吃鱼类、禽类和大豆类**

禽类、鱼类中的蛋白质可调节或降低血压，大豆中的蛋白质可保护心血管。但肾功能异常的孕妈妈，蛋白质摄入应遵医嘱，以免增加肾脏负担。

● **保证钙的摄入量**

饮食中钙摄入不足会使血清钙下降，导致血管平滑肌细胞收缩，容易出现先兆子痫。牛奶和奶制品不但含蛋白质，还含有丰富的钙质且易吸收，孕期应保证每天喝250毫升的牛奶，以减少妊娠期高血压发生的风险。

● **摄取盐要适度**

临床高血压的干预治疗证实，食盐摄入增加时，血压会升高，食盐摄入量直接影响血压水平，而且孕期如果盐摄入过多，容易导致水肿。为了预防妊娠期高血压，建议孕期每天食盐的摄入量不宜超过6克，最好控制在5克以内。如要改善少盐烹调的口味，可以用葱、姜、蒜等调味。

● **保证每天摄入丰富的蔬菜和水果**

蔬菜和水果富含食物纤维素，对降低血脂有益，还可补充多种维生素和无机盐（矿物质），有利于妊娠期高血压的防治。

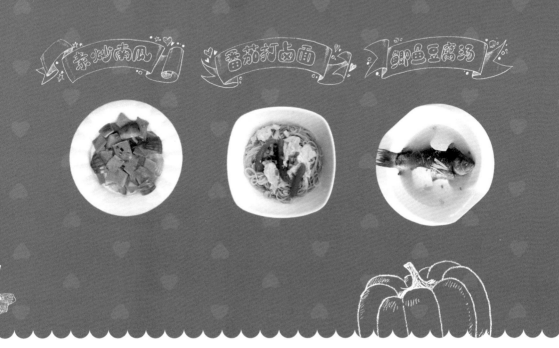

食疗菜谱

素炒南瓜　　番茄打卤面　　鲫鱼豆腐汤

素炒南瓜

热量 **299** 千卡　　脂肪 **15** 克　　蛋白质 **5** 克　　碳水化合物 **36** 克

材料 南瓜 450 克，胡萝卜 100 克，洋葱 100 克。

配料 葱蒜末、料酒、盐、植物油各适量。

做法 ①南瓜去皮，去瓤，切片；胡萝卜、洋葱洗净，切片。②油锅烧热，放胡萝卜片、洋葱片炒到微软，再放南瓜片、料酒翻炒。③放葱蒜末炒香，加盐，翻炒均匀即可。

功效 富含各种氨基酸和多种无机盐（矿物质），可促进胎儿的脑细胞发育，对妊娠期高血压、妊娠期水肿、贫血、产后便秘等有改善作用。

小叮咛 为防止粘锅，炒南瓜时可以加适量的水。

番茄打卤面

热量 **641 千卡**　　脂肪 **25 克**　　蛋白质 **23 克**　　碳水化合物 **81 克**

材料 挂面 1 小把，番茄 1 个，鸡蛋 2 个。

配料 盐、酱油、植物油、水淀粉各少许。

做法 ①鸡蛋打散；番茄洗净，切块。②锅内放油烧热，倒入蛋液，成块盛出。③原锅加少许油，放番茄块，翻炒数下，加适量水，焖煮至七成烂。④加鸡蛋块，继续焖煮，直到番茄基本上化到汁液中。⑤加盐和少许酱油，水淀粉勾芡后盛出。⑥锅内加水烧开，下挂面煮熟，捞出装碗后浇上卤汁。

功效 面条含有丰富的碳水化合物，番茄健胃消食，能增加食欲，其营养成分中含有对心血管有保护作用的番茄红素。

小叮咛 煮好的面条最好过一遍凉水，面条就不会发黏了。如果番茄的味道不够浓郁，可以淋一些番茄沙司。

鲫鱼豆腐汤

热量 **587 千卡**　　脂肪 **35 克**　　蛋白质 **55 克**　　碳水化合物 **13 克**

材料 鲫鱼 1 条，豆腐 300 克。

配料 料酒、葱花、姜片、盐、植物油各适量。

做法 ①豆腐切成 5 毫米厚的薄片，用盐腌渍 5 分钟，沥干。②鲫鱼去鳞和内脏，抹上盐和少许料酒，腌渍 10 分钟。③锅内加热放油，爆香姜片，将鱼两面煎黄后加适量温水，大火炖 15 分钟，再放入豆腐片煮沸，调味后撒上葱花。根据口味爱好也可撒上生菜碎末等。

功效 富含蛋白质、维生素、无机盐（矿物质），健脾利湿且有降低胆固醇的作用。常食鲫鱼可以防治妊娠期高血压。

小叮咛 清洗时要去掉鲫鱼肚子里的黑膜，这样烹调后味道更好。为防止鱼皮粘锅，锅一定要烧热再放油，油热后再煎鱼。要煮出奶一样白的浓汤，需加温水，大火加盖煮 10 分钟以上。

妊娠期糖尿病

妊娠期糖尿病（GDM）是孕前糖代谢正常，怀孕后才出现的糖尿病，而孕前就有糖尿病的称糖尿病合并妊娠（DM）。我国GDM的发生率为1%~5%，占全部糖尿病孕妇的90%以上。虽然多数GDM患者产后糖代谢都能恢复正常，但妊娠糖尿病对母婴均有较大危害，比如，母亲容易发生流产、感染或羊水过多等，胎儿易出现畸形、发育受限、巨大儿等情况，新生儿容易发生呼吸窘迫综合征及低血糖等，所以妊娠期糖尿病的预防和治疗必须重视。

妊娠期糖尿病常见表现

"三多一少"即多饮、多食、多尿、体重减少，是妊娠期糖尿病的典型表现。此外，严重的还可能有恶心、呕吐，特别容易感到疲乏、劳累，皮肤瘙痒、念珠菌性阴道炎反复发作等。75克葡萄糖耐糖量试验（OGTT）是诊断妊娠期糖尿病的主要方法。

为什么易发生妊娠期糖尿病

怀孕后胎儿的营养全靠孕妈妈供给，通过胎盘从母体获取葡萄糖是胎儿的主要能量来源。随着胎儿的发育，胎儿对葡萄糖的需要会逐渐增加，所以正常情况下，孕妈妈血浆中的葡萄糖水平会随孕周增加而降低。人体内的胰岛素主要控制血糖浓度，如果孕妈妈体内胰岛素分泌受限，就会使血液中的糖分超过孕妈妈和胎儿的需要，也超过肾脏处理的极限，血液和尿液中的糖浓度就会很高，从而患上糖尿病。

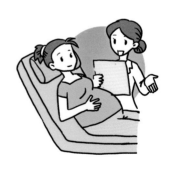

妊娠期糖尿病的营养管理

糖尿病对母婴的影响程度主要取决于糖尿病病情及血糖的控制。由于75%~80%的妊娠期糖尿病孕妈妈通过合理饮食和适当运动就能将血糖控制在满意的标准，所以做好营养管理对患病孕妈妈尤为重要。

理想的营养管理目标：既能保证和提供妊娠期间热量和营养的需要，又能避免餐后高血糖和饥饿性酮症出现，保证胎儿正常生长发育。

Tips 　　　　　　　　　　　　　**特别提醒**

营养管理对策

- 少量多餐，定时定量，粗细粮搭配，品种多样。
- 增加膳食纤维摄入，如魔芋、芹菜、扁豆、豆制品以及各种菇类，适当吃点醋。
- 注意进餐顺序：汤—菜—蛋白类—主食。
- 增加主食中的蛋白质。
- 适当运动，如果无产科禁忌症，建议每天餐后30分钟后适当运动。
- 监测餐后血糖、体重和胎儿体重增长情况。
- 所摄入食物全部要计算热量。孕早期糖尿病妈妈所需热量与孕前相同，孕中、晚期每日增加热量200千卡。
- 餐后2小时血糖 < 6.7毫摩尔/升，加餐可以吃水果；如果 > 6.7毫摩尔/升，加餐用黄瓜、番茄代替水果。
- 保持心情舒畅。情绪对疾病的影响很大，不能忽视病情，但也不必过度担心。

食物进入胃肠道后消化和吸收的速度是不同的，对人体的血糖水平影响也不同。食物的升糖指数（GI）就是衡量食物经消化分解后，对血糖浓度的影响程度的指标。一般而言，GI > 70 的食物为高升糖食物，糖尿病妈妈应少吃或不吃；GI < 55 的食物为低升糖食物，糖尿病妈妈的食谱应以这类食物为主；GI 在 55~70 之间为中升糖食物，糖尿病妈妈可以适量地吃。

由于谷类、薯类、水果会因加工方式不同而引起 GI 的变化，比如油煎、油炸的烹饪方式就会增加食物的升糖指数。所以烹调食物时，糖尿病妈妈应尽可能选择不用或少用油的烹饪方法，如蒸、煮、炖、焖、熘、拌等。

低升糖指数食物（GI < 55）

● **五谷类**

藜麦、全蛋面、荞麦面、粉丝、黑米、通心粉、藕粉。

● **蔬菜**

魔芋、大白菜、黄瓜、芹菜、茄子、青椒、海带、金针菇、香菇、菠菜、番茄、豆芽、芦笋、花椰菜、洋葱、生菜。

● **豆类**

黄豆、眉豆、鸡心豆、豆腐、豆角、绿豆、扁豆。

● **奶类**

低脂奶、脱脂奶、低脂乳酪。

● **水果**

苹果、水梨、橙、桃、雪梨、柚子、草莓、樱桃、金橘。

● **糖及糖醇类**

果糖、乳糖、木糖醇、麦芽糖醇。

中升糖指数食物（GI 在 55~70 之间）

● 蔬菜

红薯、芋头、薯片、莲藕。

● 五谷类

红豆米饭、糙米饭、西米、乌冬、麦包、麦片。

● 肉类

鱼肉、鸡肉、鸭肉、猪肉、羊肉、牛肉、虾子、蟹。

● 奶类

奶油、炼乳、鲜奶精。

● 水果

木瓜、提子、菠萝、香蕉、芒果、哈密瓜、奇异果、柳丁。

● 糖及糖醇类

蔗糖、蜂蜜、红酒、啤酒、可乐、咖啡。

高升糖指数食物（GI > 70）

● 五谷类

白米饭、馒头、油条、糯米饭、面包、拉面、炒饭、爆米花。

● 蔬菜

薯蓉、南瓜、焗薯。

● 水果

西瓜、荔枝、龙眼、凤梨、枣。

● 糖及糖醇类

葡萄糖、砂糖、麦芽糖、碳酸饮料、柳橙汁。

● 肉类

贡丸、肥肠、蛋饺。

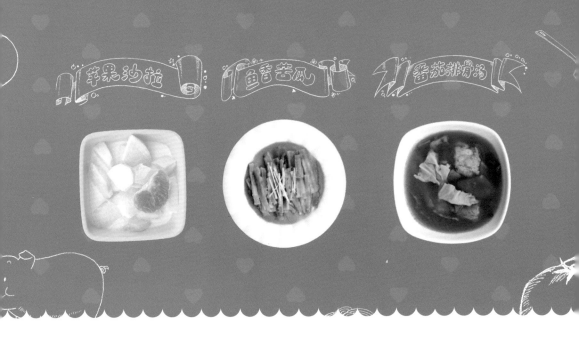

食疗菜谱

苹果沙拉　　鱼香苦瓜　　番茄排骨汤

苹果沙拉

热量 200 千卡　　脂肪 4.4 克　　蛋白质 4 克　　碳水化合物 36 克

 苹果 2 个。

 牛奶适量。

 ①苹果洗净，去皮，去核，切成滚刀块。②苹果块放入玻璃盘内，倒上牛奶拌匀，即可食用。

功效 富含维生素和无机盐（矿物质），可以减少血液中胆固醇含量、增加胆汁分泌胆汁酸功能、降低血糖，可有效防止妊娠期糖尿病、高血压等。

 如果喜欢酸口的，还可把牛奶换成低糖或者无糖酸奶。

鱼香苦瓜

热量 196 千卡　　　脂肪 11 克　　　蛋白质 3.2 克　　　碳水化合物 21 克

材料　苦瓜 400 克。

配料　植物油、酱油、盐、醋、豆瓣酱、葱、姜、蒜、肉汤各适量。

做法　①苦瓜洗净去瓤，切细丝；葱、姜切细丝；蒜剁细末。②炒锅加油烧热，放苦瓜丝，煸炒至略熟，盛出。③锅内另放油烧热，将豆瓣酱和苦瓜丝放入合炒，再加酱油、盐、醋、葱丝、姜丝、蒜末炒匀，最后用肉汤勾薄芡，颠匀出锅。

功效　可利尿活血、消炎退热、清心明目，且苦瓜中含有类似胰岛素的物质——多肽 –P，对控制和降低血糖有一定效果。

 小叮咛　如果想减少苦瓜的苦味，炒前可先将苦瓜放入盐水中泡一会儿，再洗净。

番茄排骨汤

热量 1112 千卡　　　脂肪 84 克　　　蛋白质 76 克　　　碳水化合物 13 克

材料　番茄 2 个，排骨 600 克，圆白菜 50 克。

配料　番茄酱适量，盐、芡汁各少许。

做法　①排骨洗净，焯烫，除血水后冲洗干净；另将适量水烧开，放入排骨煮烂。②圆白菜洗净，切成小块，放入排骨中同煮；然后，放入番茄、番茄酱、盐调味。③煮至所有材料熟软微烂时，加入芡汁勾芡，汤汁黏稠时即关火盛出。

功效　含丰富的维生素、番茄红素，可生津止渴、健胃消食，有降低血压之功效，对高血压、糖尿病孕妇有良好的辅助治疗作用。

小叮咛　番茄可事先下油锅煸炒，让味道香浓。不必放花椒、八角等调料，太多的调料反倒会掩盖番茄自然的香味。

先兆流产

由于环境和其他一些因素的影响，怀孕后出现先兆流产的情况现在越来越多。中医称先兆流产为胎漏，认为是由于孕妈妈气血虚弱、脾胃亏损、血热或外伤引起，导致母体不能摄血养胎所致。临床上早期先兆流产的表现是妊娠28周前，阴道出现少量流血，颜色常为鲜红、暗红或深褐色，但无妊娠产物排出，伴有腰背酸、腹痛、小腹下坠感，如做妇科检查，则看不到宫颈开口，且子宫大小与停经周数相符。一般情况下，如果经休息和治疗后上述症状可消失，还有希望继续妊娠，否则可能流产。

做好保健，预防先兆流产

孕早期一定要保护腹部不受外力撞击和挤压，重体力活以及会增加腹部压力的活动都要避免，要防止跌倒受伤。注意劳逸结合，保证休息，避免过度疲劳。心情要保持舒畅，避免各种精神刺激，紧张、烦闷、恐惧等负面情绪应尽可能消除。尽量避免孕早期性生活，以免腹部受到挤压、宫颈受到刺激诱发宫缩。不随意用药，特别是禁用妊娠禁忌药物。生殖系统如果发生炎症，要立即治疗，以免深度感染影响胚胎。怀孕后应注意卫生，避免与狗、猫等宠物的接触，尽量少去公共场所，以减少感染病毒的机会。

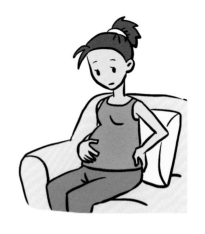

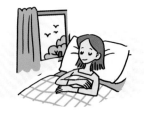

Tips　　　　　　　　　　特别提醒

　　很多因素都会导致先兆流产，如孕卵异常、内分泌失调、胎盘功能不全、运动过度、外伤，等等。发生先兆流产后是否保胎不能一概而论，要根据先兆流产的原因来定，如果是由于胚胎本身存在问题所致，那流产就是对不良胚胎的自然淘汰，此时保胎是没有意义的。因此，如果出现先兆流产的迹象，一定要寻求医生的帮助。

先兆流产发生后的护理

卧床休息

减少活动，保证充足的睡眠时间。

避免心理压力过大

焦虑、恐惧、紧张等不良情绪易加速流产，应消除不必要的顾虑，避免心理压力过大。

减少对子宫的刺激

应禁止性生活，并减少不必要的阴道检查。乳房受到刺激也会引起宫缩，导致先兆流产的发生，避免刺激乳房。

注意阴道流血量

注意随时观察阴道流血量，以及是否有组织物排出，如果出血量增多和有排出物应及时去医院就诊，同时最好能将排出物一起带去。

根据医生的要求用药

先兆流产发生后，医生一般会建议检查孕酮水平，然后根据需要使用黄体酮或绒毛膜促性腺激素及维生素 E 做药物治疗，以抑制宫缩，保证胚胎发育、维持妊娠。

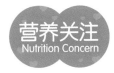

营养关注
Nutrition Concern → 预防先兆流产的饮食方案

先兆流产的饮食原则

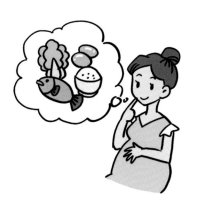

　　饮食宜清淡、易消化、富含营养。油炸类食品、肥肉等不易消化，可能导致脾胃受损、消化不良、气血生化不足，不利于先兆流产恢复。

　　多吃新鲜水果和富含粗纤维的食物，如芹菜、芋头、红薯、荞麦面，以保持大便通畅，以免便秘加重流产症状。

　　宜多吃补气固胎食物，如人参汤、鸡汤、小米粥等。益血安胎食物，如糯米粥、黑木耳、大枣、桂圆、冬虫夏草、黑豆等也可多吃。

　　注意饮食卫生，防止肠道感染引发腹泻，导致流产。

先兆流产时不宜食用的食物

● **辛辣刺激、油腻及偏湿热的食物**

如辣椒、羊肉、狗肉、猪头肉、姜、葱、蒜、咖喱、酒等。

● **生冷寒凉食物**

如生冷瓜果、寒凉性蔬菜、薏苡仁、兔肉、螃蟹、田螺、河蚌、冰冻冷饮等。

● **活血、有促进子宫收缩作用的食物**

如山楂、桃仁、肉桂等。

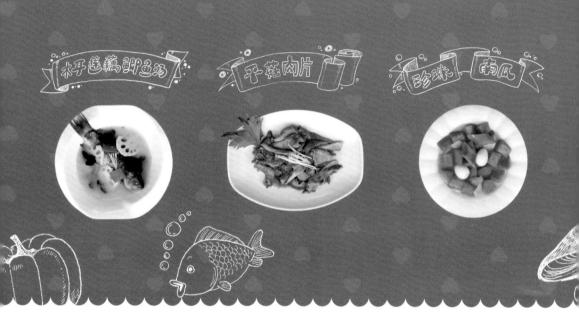

食疗菜谱

木耳莲藕鲫鱼汤

热量 609 千卡　脂肪 25 克　蛋白质 73 克　碳水化合物 23 克

材料　鲫鱼 550 克，莲藕 150 克，胡萝卜 100 克，黑木耳 20 克。

配料　姜末、葱末、料酒、盐、植物油各适量。

做法　①莲藕、胡萝卜洗净，切片备用；黑木耳泡发。②鲫鱼处理干净后，煎到两面金黄，加凉水大火烧开。③将鲫鱼和汤换到砂锅中，放姜末、葱末、料酒煮开。④放入莲藕片、胡萝卜片、黑木耳小火炖 15 分钟，最后加盐即可。

功效　富含蛋白质、维生素、铁等，可健脾开胃、排出毒素，是补血养胎的好菜品。

小叮咛　炖鱼的水要一次性加足。另外，因为胡萝卜中的营养元素是脂溶性的，如果缺少油脂其营养将无法被人体吸收，所以煎鱼时放油不可太少。

平菇肉片

热量 301 千卡　　　**脂肪 17 克**　　　**蛋白质 25 克**　　　**碳水化合物 12 克**

材料　平菇 250 克，猪肉片 100 克。

配料　葱片、姜片、酱油、料酒、盐、油、淀粉适量。

做法　①平菇洗净，撕片，入沸水烫透。②肉片加酱油、盐、料酒、淀粉拌匀备用。③炒锅加油烧热，放葱片、姜片爆香，放肉片煸炒至肉片变色，加水、酱油、盐烧开。④放平菇，微火烧 5 分钟，转大火，待汁浓，加水淀粉勾芡即可。

功效　平菇含有多种维生素及无机盐（矿物质），可以改善人体新陈代谢、增强体质，故可作为体弱、先兆流产孕妇的营养品，对肝炎、慢性胃炎、高血压等也有一定疗效。

 平菇炒后出水较多，下锅前最好先将水分挤干，以免汤汁太多。

珍珠南瓜

热量 296 千卡　　　**脂肪 20 克**　　　**蛋白质 13 克**　　　**碳水化合物 16 克**

材料　鹌鹑蛋 10 个，老南瓜 200 克。

配料　青椒、生姜、植物油、盐、白糖、湿生粉各少许。

做法　①鹌鹑蛋煮熟去壳，老南瓜去皮、去子、切块，青椒切片，生姜去皮切片。②炒锅下油，放入生姜片、鹌鹑蛋、南瓜、青椒片、盐炒至八成熟。③放入白糖轻炒，再用湿生粉勾芡，淋入明油，炒至汁浓时出锅入碟。

功效　含有丰富的蛋白质、维生素 A 和维生素 E，具有补中益气的功效，能改善脾胃虚弱、预防先兆流产。

南瓜瓤含有相当于果肉 5 倍的胡萝卜素，所以烹调时要尽量全部加以利用。

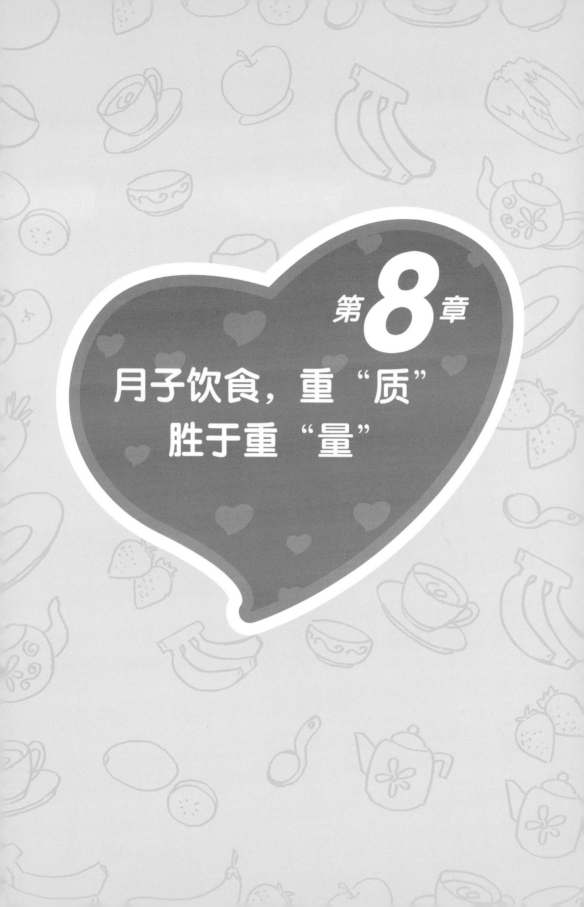

第**8**章

月子饮食，重"质"
胜于重"量"

应了解的月子知识

怀孕分娩后生殖系统及全身会发生很大的变化，分娩后要恢复到正常未怀孕时的身体状态大概需要 6 周的时间，这段时间医学上称为产褥期，民间俗称"月子"。

月子是产后身体恢复的关键期

坐好月子对于刚刚生产的妈妈来说是件十分重要的事，直接关系到产后身体生理功能的恢复和母乳喂养能否顺利实现，而且也是防止产后出血和感染并发症的需要。如果坐月子期间没有好好地调理，分娩损耗的营养储备没有及时补足，或是怀孕和分娩导致的身体功能未能很好恢复，妈妈就会身体虚弱、免疫力下降，特别容易受到病毒的侵袭，还可能因此留下如月经失调，脾胃虚寒、手腕和手指等关节疼痛，头痛，腰酸背痛等月子病。

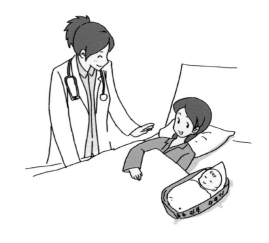

月子期正常的生理表现

体温变化

分娩是非常消耗体力的，产后24小时内妈妈体温可能会略有升高，但一般不会超过38℃；产后3~4天随乳房胀大开始分泌乳汁，体温会升高到37.8℃~39℃，这种泌乳热一般持续4~16小时就会下降。产后要注意监测体温变化，以排除其他原因，如感染引起的发热。

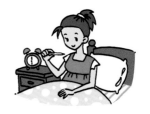

褥汗

产后1周内身体要排出孕期积攒的体液，皮肤会大量排出汗液，这在夜间睡眠时和初醒时尤其明显。这很正常，不必担心，但要注意补充水分。

子宫复旧

胎儿在子宫内孕育，怀孕足月时子宫体积明显增大，分娩后子宫要恢复成分娩前的样子，即子宫复旧。一般子宫会逐渐收缩，从肚脐的位置逐渐降到骨盆腔内大约在产后10天。

产后宫缩痛

产后1~2天内，因子宫收缩引起的下腹阵发性剧烈疼痛，称为产后宫缩痛，此疼痛往往持续2~3天后自然消失。哺乳时由于反射性缩宫素分泌的增多，疼痛会增加。

恶露

分娩后，坏死蜕膜组织、黏液、白细胞及细菌等随着血液一起从阴道排出体外，称为产后恶露。恶露有血腥味，但无臭味，持续4~6周，一般分为3个阶段：血性恶露→浆液恶露→白色恶露。

如果子宫复旧不全、子宫残留胎盘或有感染并发症时，恶露会增多，血性恶露持续时间延长并有臭味。所以要注意通过观察恶露的变化，来了解身体的恢复状况。如果产后2个月恶露仍然不干净，或者出现恶露流量突然增大、有异味、腹痛等情况，应该到医院请医生诊断是否有其他病症。

2 饮食均衡不过量，保证母乳营养

母乳是最适合婴儿的天然食物，只有膳食营养充足且均衡，才能使分泌乳汁的数量和质量，能够满足婴儿生长发育的需要。怀孕和分娩对身体消耗非常大，月子期间的营养摄入必须全面而适度，才能在促进身体恢复和乳汁分泌的同时不会引起生育性肥胖。

月子饮食安排原则

营养要全面而充足

女性在怀孕和分娩过程中生理、心理都发生了很多的变化，体力和身体中营养物质的储备都是用来满足胎儿生长发育的需要，分娩之后还要分泌乳汁、喂养婴儿，因此月子期间需要摄入全面而充足的营养以满足自身身体恢复和哺乳的需要。

进食不过量

我国传统坐月子时产妇常常需要进食大量的禽、蛋、鱼等动物性食物，适

当摄入这些食物是必要和有益的，能增加营养、有利于身体的恢复和保证乳汁的分泌。但是，如果动物性食物进食过多，则有害无益，会使蛋白质和脂肪摄入超量，增加消化系统和肾脏的负担，影响维生素和无机盐（矿物质）等的摄入，导致营养不均衡、身体发胖。而且如果妈妈营养过盛，就会使乳汁中的脂肪含量大大增加，若婴儿消化能力弱，不能充分吸收，就会导致婴儿患病；若婴儿消化能力强，则易导致婴儿肥胖，不利于婴儿身体健康和智力发育。

分阶段进补

产后 1~2 天

为了帮助恶露排出，可以喝生化汤帮助子宫收缩。此时脾胃消化能力弱，要选择流质或半流质等易消化的食物，如粥、面条等，促进体力恢复。油腻、难消化的食物会增加消化系统的负担，不要吃。

产后 3~4 天

不要急于多喝滋补或催乳汤水，此时乳腺管可能还没有完全通畅，喝汤太多使乳汁分泌超过宝宝的吮吸量，乳房就会瘀胀，引起乳腺炎。可以喝一些清淡的蛋汤、青菜汤等，油汤要少喝。

产后 1 周

肠胃功能恢复了，可进食鱼、蛋、肉等，但为了容易消化和增加泌乳量，最好做成汤类食用。

产后 2~3 周

肠胃功能逐渐恢复正常，此时可以正常进食了，宜少食多餐，多补充水分，多喝汤；还可多吃些鱼、肉、奶、蛋，补充蛋白质，保证乳汁分泌的数量和质量。需要注意的是红糖的食用不能超过产后 2 周，因红糖比较燥热，还会影响恶露的出血量。

产后 4~6 周

每天准时一日三餐，上午和下午还可以再加点心。由于要哺乳，饮食量大致比怀孕前增加 30% 左右就好，不宜大量进补、超量进食。膳食要营养均衡、荤素搭配、种类多样化，不挑食，不偏食。

重视蔬菜水果的摄入

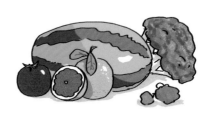

怀孕后子宫增大，导致腹部肌肉和骨盆底肌肉松弛、收缩无力，会影响排便；分娩时体力消耗很大，需长时间卧床休息，不利于肠蠕动，也会影响排便，所以月子期间容易发生便秘。蔬菜水果富含多种维生素、无机盐（矿物质）、膳食纤维等营养成分，增加摄入量不仅能减少便秘发生，还能补充身体所需的营养物质，并影响乳汁中的维生素和无机盐（矿物质）的含量，对妈妈自身健康和婴儿的生长发育都非常有益。

避开月子饮食误区

● 辛辣温燥食物

如大蒜、辣椒、胡椒、茴香、酒、韭菜、咖喱等辛辣温燥食物和调味香料。这类食物会增加内热，使产妇口舌生疮、便秘，还会使母乳喂养的婴儿内热加重、烦躁不安。

● 酒、咖啡和茶

茶水和咖啡中含的咖啡因以及酒中含的酒精，如果通过乳汁进入宝宝体内，会影响其神经系统，使宝宝烦躁易哭闹，而且茶叶中含有的鞣酸会影响肠道对铁的吸收，所以要尽量少喝。

● 寒凉生冷食物

产后气血亏虚，脾胃功能弱，如食用寒凉生冷食物，不易消化吸收，不利气血恢复和恶露排出，有碍身体功能的恢复，宜多食用温补食品。

● 味精

味精内的谷氨酸钠会通过乳汁进入婴儿体内，与婴儿血液中的锌发生特异性的结合，生成不能被机体吸收的谷氨酸，而锌却随尿排出，从而导致婴儿锌的缺乏。

● 煎炸食品和过量的甜食

这类食物容易引起脾胃热滞、便秘或腹胀，而且甜点吃得过多会导致热量过剩，引起肥胖。

● 盲目进补

孕期不同阶段身体情况不同，营养需求也完全不相同，不分情况一味盲目进补有害无益。比如产后恶露排出不畅、下腹隐痛的人，可以用益母草煲汤。如果没有这类情况，就不宜喝，以免出现产后出血增加或便秘。再如，人参是补元气的药物，能促进血液循环，加速血液流动。刚生产1周内，如果服用人参，有可能影响受损血管愈合，造成流血不止，甚至大出血。用桂圆、黄芪、党参、当归等补血气的中药煲汤给产妇喝，也最好等恶露排出后或等恶露颜色不再鲜红时，否则会加重产后出血。总之，药物进补之前最好咨询医生。

适合月子吃的食物

胡萝卜	含丰富的维生素 A、维生素 B、维生素 C，是产妇的最佳菜肴。
鸡蛋	蛋黄中的优质蛋白质对贫血的产妇有疗效。
莲藕	具有缓和神经紧张的作用。
干贝	有稳定情绪的作用，可治疗产后忧郁症。
猪腰	有强化肾脏、促进体内新陈代谢、恢复子宫功能、治疗腰酸背痛等功效。
芝麻	含钙及不饱合脂肪酸多，多吃可预防产后钙质流失及便秘。
猪蹄	能补血通乳，针对产后缺乳症。
花生	能养血止血，有助于缓解贫血、出血症，有滋养作用。
西芹	纤维素高，多吃可预防便秘。
红枣	补脾和胃、益气生津，适合调补产后脾胃虚弱、气血不足。
香蕉	通便补血，能防止产后便秘和贫血。
山楂	增进食欲、帮助消化，能排出子宫内的瘀血，减轻腹痛。
橘子	能增强血管壁的弹性和韧性，防止产后继续出血。
桂圆	有补血益脾的作用。

哺乳期饮食要求

保证蛋白质摄入

哺乳期营养不足会影响乳汁的质和量，进而影响婴儿的生长发育，所以应合理安排膳食，保证充足的营养供应。母乳中蛋白质的含量通常为 1.2%，为维持乳汁中蛋白质、氨基酸成分的恒定，促进乳汁分泌，哺乳妈妈每天应增加蛋白质 20 克，保证优质蛋白质的供给，鱼、禽、蛋、瘦肉、大豆类食物是优质蛋白的最好来源。

增加海产品摄入

海产鱼、虾中蛋白质、ω-3 多不饱和脂肪酸含量丰富，牡蛎富含锌，海带、紫菜中碘含量丰富，膳食中增加海产品的摄入，能增加乳汁中 DHA、锌、碘等营养成分的含量，有利于婴儿生长发育，尤其是大脑和神经系统的发育。

增加奶类等含钙食品的摄入

哺乳期间，如果膳食中钙的含量不足，妈妈体内骨骼组织中的钙就要被动用，补充到乳汁中去满足婴儿的需要，久而久之，妈妈就可能因缺钙而患上骨质软化症，出现腰酸腿痛、牙齿疏松、肌肉痉挛等症状。《中国居民膳食营养素参考摄入量》建议哺乳期间妈妈每天需通过膳食摄入钙 1200 毫克，为此，增加奶类等含钙丰富的食物摄入、补充维生素 D 或多做户外运动是非常必要的。

多喝汤水

乳汁中水占很大的比重，水摄入不足，乳汁分泌就会减少，因此，哺乳期间要多喝汤、多喝水，以补充乳汁中的水分。鸡汤、猪蹄汤、新鲜鱼汤、排骨汤等营养丰富，味道鲜美，还易消化，能增加乳汁分泌，妈妈可增加摄入。另外，每天要保证喝 6~8 杯白开水。

保证维生素及无机盐（矿物质）的摄入

维生素 A、B 族维生素、铁、锌、碘等是婴儿生长发育必需的，但婴儿自身储备相对较少，必须从母乳中获取，为此妈妈的饮食要均衡，要保证这些营养成分的摄入。

避开会影响乳汁分泌的下列食物

1 抑制乳汁分泌的食物

如韭菜、麦芽、人参等。

2 刺激性的食物

包括辣椒、浓茶及酒精等。

3 香烟

香烟中的尼古丁会进入乳汁，宝宝吸收后呼吸道将受到不良影响。因此，哺乳期妈妈最好能戒烟，并避免吸入二手烟。

4 药物

药物成分会影响乳汁，如果哺乳期间妈妈生病，要主动告诉医生自己在哺乳期，遵医嘱用药，能不用药尽量不用。

5 易致敏的食物

海鲜等易使宝宝过敏的食物，哺乳期不要过量食用。

6 垃圾食品

油炸食物、膨化食品等不易消化且含有不利健康的反式脂肪酸，热量偏高，应避免摄取。

7 油腻食物

哺乳妈妈饮食过荤，可能导致宝宝腹泻。

有催乳作用的食品

小米

营养丰富，富含 B 族维生素，特别是维生素 B_1 含量居所有粮食之首。每 100 克小米还含有 0.12 毫克的胡萝卜素。小米熬粥营养价值丰富，有"代参汤"之美称。我国北方许多妇女在生育后，都有用小米粥加红糖来调养身体的传统。

通草

有清热利湿、通气下乳之效。《滇南本草》认为其能"明目退热、催生、下胞、下乳"。与猪蹄、川芎、当归等一起炖，可治疗产后气血不足、乳少、乳汁不通等。

花生米

花生所含的钙、铁对产后妈妈和宝宝都非常有益。花生衣可增加血小板含量并改善其凝血功能，有止血作用，与猪蹄一起炖汤有产后催奶的功效。

丝瓜络

丝瓜络又称丝瓜壳、丝瓜筋，是一味中药材，味甘，性寒，有通经络和凉血解毒的作用。患上乳腺炎或乳汁分泌不畅时，可用高汤炖丝瓜络辅助治疗，还可用丝瓜络与鲫鱼、猪蹄、海带等煲汤来催乳。

茭白

富含蛋白质、维生素 B_1、维生素 B_2、维生素 C 及多种无机盐（矿物质），茭白与猪蹄、通草等同煮，有较好的催乳作用。但茭白性凉，脾胃虚寒的产妇不宜多食。

黑芝麻

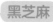

具有补肝肾、益精血、润肠燥的功效。黑芝麻富含铁和维生素 E，能预防贫血。产后吃黑芝麻可催乳、补气血。

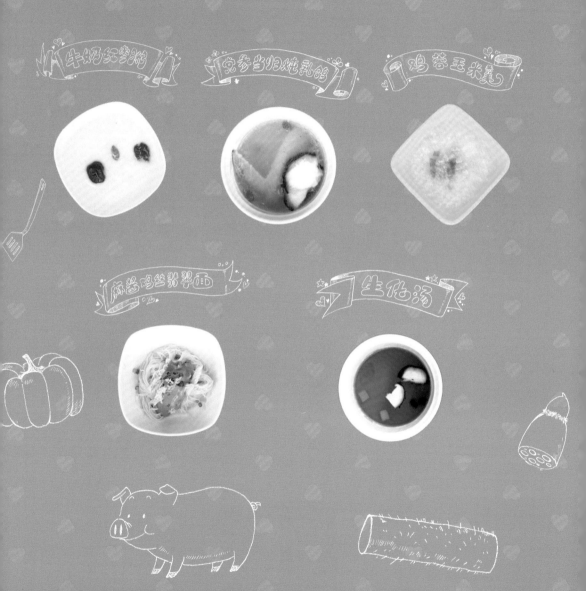

牛奶红枣粥　　党参当归炖乳鸽　　鸡蓉玉米羹

麻酱鸡丝翡翠面　　生化汤

牛奶红枣粥

热量 232 千卡　　　脂肪 5.4 克　　　蛋白质 6 克　　　碳水化合物 40 克

材料 燕麦 50 克，牛奶 120 克，红枣 15 克。

配料 冰糖适量。

做法 ①燕麦淘洗干净，沥水捞出，放入煲内。②煲内倒入适量清水，大火烧开，转小火，慢慢熬制 20 分钟左右，至燕麦软烂浓稠。③关火，用漏勺捞出燕麦，沥水后再次放入煲内。④加入牛奶、冰糖和红枣，小火慢煲至牛奶烧开，燕麦粥浓稠即可。

功效 富含蛋白质、维生素 B_1、维生素 B_{12} 和膳食纤维，在调理产妇消化功能方面颇有功效。

 如果喜欢吃比较软的红枣，红枣可以和燕麦一起煮。

党参当归炖乳鸽

热量 795 千卡　　　脂肪 67 克　　　蛋白质 23 克　　　碳水化合物 25 克

材料 乳鸽 350 克，红枣 35 克，党参 20 克，当归 10 克。

配料 盐适量。

做法 ①乳鸽收拾洗净，焯水。②砂锅中放入清水，再放入乳鸽、党参、当归、红枣，用大火烧开转小火。③待汤汁收到一半时，加盐调味即可。

功效 含有丰富的维生素和无机盐（矿物质），可以滋补肝肾、补气血，并能增进食欲、加快伤口愈合，对产后出血及剖腹产产妇有良好的恢复作用。

 鸽肉有补益作用，以白鸽最佳。

鸡蓉玉米羹

热量 870 千卡　　脂肪 18 克　　蛋白质 77 克　　碳水化合物 100 克

材料 玉米粒 400 克，鸡胸肉 200 克，鸡蛋 1 个，枸杞少许。

配料 淀粉、盐各适量，香油、白糖各少许。

做法 ①鸡胸肉洗净，剁成蓉，加入淀粉、水，搅拌均匀。②鸡肉蓉、玉米粒、枸杞、清水、白糖、香油、盐放入锅中，用大火煮约 5 分钟。③鸡蛋打散，分次淋入锅中，搅拌均匀，2 分钟后起锅即可。

功效 含丰富的蛋白质、维生素及无机盐（矿物质），既容易消化，又可滋补强身，特别适合产褥期妇女食用。

 如果喜欢喝比较浓稠的羹，可在加鸡蛋液前先加点水淀粉增稠。

麻酱鸡丝翡翠面

热量 916 千卡　　脂肪 40 克　　蛋白质 46 克　　碳水化合物 93 克

材料 鸡胸肉 200 克，胡萝卜丝 100 克，菠菜面 150 克。

配料 葱末、姜末、芝麻酱各适量，香油、酱油、醋各少许，盐适量，蒜末少许。

做法 ①鸡胸肉洗净，切成丝，同葱末、姜末一同放入清水中煮熟。②面放入滚水中煮熟，捞出放入盘中，再放鸡丝，淋入其余的调味料即可。

功效 富含大量胡萝卜素、蛋白质等，有补肝明目、降糖降脂的作用，可有效滋补身体、缓解产后脱发现象。

芝麻酱用煮鸡的水来稀释，味道更鲜美。

生化汤

材料 当归 12 克，川芎 6 克，去心桃仁 1 克，炮姜 1 克，炙甘草 1 克，米酒水 500 毫升。

做法 在锅内倒入 300 毫升米酒水并加入药材，加盖用小火煮至药汁剩 200 毫升时熄火，倒出药汁备用；留有药材的锅内再加入剩下的 200 毫升米酒水，加盖用小火煮至药汁剩 100 毫升时熄火，倒出的药汁与上一次煮好的药汁混合。

用法 一般情况下，产妇在产后 2~3 天可以开始喝生化汤，生化汤一般为 1 天 1 服，分成早、中、晚 3 次或以上服用，自然产约服 7 服，剖腹产约服 5 服，空腹喝效果更佳。喝不完的部分可放入保温壶下次饮用。

功效 当归可以养血补血，川芎可以行血活血，而去心桃仁可以破血化瘀，整个方子的目的就在于养血活血、产后补血、祛恶露。现代药理研究证明，生化汤有增强子宫平滑肌收缩、抗血栓、抗贫血、抗炎及镇痛作用，可以治疗产后血虚受寒、瘀阻胞宫所致腹痛、产后恶露不能流出、小腹冷痛等。

禁忌 生化汤不可作为产后常规用药。应在医生指导下辨证论治，随症加减，对症施药，才会收到好的效果。喝生化汤的时间不要超过 2 周。产后恶露已行，瘀血排出通畅，而无小腹疼痛（即子宫收缩）诸症的产妇，不必服用生化汤。否则生化汤会对子宫内膜的新生造成负面影响，让新生子宫内膜不稳定。

 服用生化汤过程中，有下列情形需停药就诊，在医生指导下再对症服用。
1.有感冒、产后发热、产后感染发炎、异常出血、咳嗽、喉咙痛等症状。
2.服用生化汤后发现出血量增加，出血不止。
3.服用生化汤之后，出现拉肚子的情况。
4.产后恶露的颜色、量、臭味在服用生化汤后发生变化。

催乳食谱

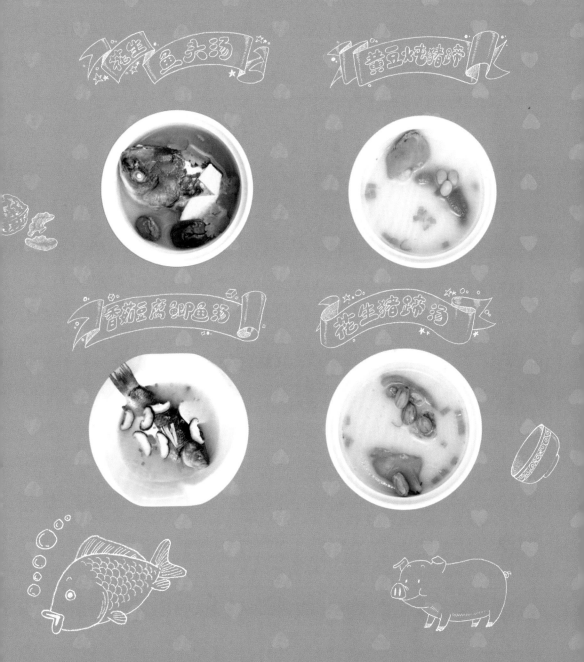

花生鱼头汤

热量 928 千卡　　　脂肪 64 克　　　蛋白质 58 克　　碳水化合物 30 克

材料　大鱼头 1 个，花生仁 100 克，腐竹、红枣各适量。

配料　姜片适量。

做法　①花生仁洗净，清水浸半小时；腐竹洗净、浸软，切小段；红枣（去核）洗净。②鱼头洗净，斩开两边，下油起锅略煎。③把花生、红枣、姜片放入锅内，加清水适量，大火煮沸后，小火煲 1 小时，放入鱼头、腐竹再煲 40 分钟即可。

功效　富含不饱和脂肪酸、蛋白质，可用于防治营养不良、脾胃失调，能改善乳汁缺乏的症状，是一道营养丰富的月子滋补汤。

小叮咛　鱼头选鲢鱼头为好，其肉质细嫩，除了含蛋白质、脂肪、钙、磷、铁、维生素 B_1，卵磷脂含量也很高。

黄豆炖猪蹄

热量 2103 千卡　　　脂肪 131 克　　　蛋白质 164 克　　碳水化合物 67 克

材料　猪蹄 750 克，黄豆 150 克，花生米 50 克。

配料　盐适量。

做法　①黄豆泡发；花生米洗净。②猪蹄收拾干净，剁成小块，焯水。③猪蹄块、泡发的黄豆、花生米、清水放入砂锅中，用大火煮开后小火熬炖。④待豆烂肉酥时加入盐调味即可。

功效　富含铁、钙、锌和优质蛋白，猪蹄富含胶原蛋白，可以增加皮肤弹性，所以有美容功效。它还具有催乳效果，尤其是和黄豆一起炖，可以使产妇下奶。

小叮咛　猪前蹄的肉比后蹄多、骨头比较少，炖时推荐选用前蹄。购买时可根据蹄筋来区分前后，猪前蹄可以看到明显的蹄筋，而后猪蹄没有蹄筋。

香菇豆腐鲫鱼汤

热量 **597 千卡**　　脂肪 **29 克**　蛋白质 **75 克**　碳水化合物 **9 克**

 材料　鲫鱼 450 克，北豆腐 150 克，香菇 8 克。

配料　盐、植物油、姜块、姜末、蒜末各少许。

做法　①鲫鱼收拾洗净后沥干水分；北豆腐切块。②锅烧热，用姜块擦一下，放入油，将鲫鱼入锅煎到两面微黄。③倒入清水，放入姜末、蒜末，用大火烧开，待汤色变白，放入香菇，用小火炖约 20 分钟。④最后放入豆腐块，炖约 10 分钟，加盐即可。

功效　富含多种氨基酸和维生素，可健脾利湿、补虚通乳，是产后补益调养的理想汤品。

小叮咛　汤里适量加点白酒或胡椒粉可以更好地去腥和驱寒。

花生猪蹄汤

热量 **1483 千卡**　　脂肪 **111 克**　　蛋白质 **77 克**　碳水化合物 **44 克**

 材料　猪蹄、花生各 200 克。

配料　料酒、葱、姜、盐各适量。

做法　①猪蹄入沸水焯烫后拔净毛，刮去浮皮，洗净。②提前 1 小时浸泡花生，去皮；姜洗净，切片；葱洗净，切段。③猪蹄入砂锅，加清水、姜片煮沸，撇沫。④放料酒、葱段及花生，加盖，小火煲 1 小时左右至半酥，加盐即可。

功效　富含蛋白质、脂肪、碳水化合物、维生素 A、B 族维生素及钙、磷、铁等，对于哺乳期妇女能起到催乳和美容的双重作用。

小叮咛　煲汤时间越久，原料释放的营养成分越多，汤汁越浓，所以煲汤是不能着急的。